心の治癒力をうまく引きだす

黒丸尊治

築地書館

目次

はじめに

ぼくが初めて心療内科医として患者さんを診たのは、一九九〇年の四月であった。学生時代から、心臓や肝臓といった臓器ばかりを診る医者にだけはなりたくないと思っていたが、その一方で、救急や外科の必要性は十分に認識していた。そこでまず、卒業後三年間は内科を始めとし、外科や産婦人科、小児科の研修を大阪にある徳洲会野崎病院でさせてもらった。ここは急患が多く、当直も月に十回という、たいへんハードなものであったが、お陰でずいぶんと多くの臨床経験を積ませてもらえた。三年間の研修で、どんな患者さんが来ても、とりあえずの治療や対処はできる自信がついたので、今度は次なるステップへと進んでいった。

ぼくはもともと、ガンの患者さん、特にガンの自然退縮（末期ガンが治療をしないにもかかわらず、自然と小さくなってしまう現象）に関心を持っていた。そこにはさまざまな要因が関与していると考えられるが、ぼくは特に、心の治癒力が大きな影響を与えているのではないかと考えていた。そんなこともあってか、心と体の両者の視点を持って治療に当たる心療内科には、とても心惹かれるものがあった。

そこで関西医大の心療内科に入局したわけだが、ここからぼくの心療内科医としての人生が始まった。意気揚々として心身症の患者さんとかかわり始めたが、その一年目の治療成績は惨憺たるものだった。自分なりにいろいろと工夫をしながら、かなり一生懸命治療に取り組んだつもりだったが、ぼくの受け持った十数人の患者さんは、ついに一人も治ることはなかった。通常の病気ならば、決まった薬や手術で比較的簡単に治すことは可能だが、心療内科の患者さんの場合は、さまざまな心理的要因が複雑に関与しているため、話はそう簡単ではなかった。心療内科での治療の難しさを痛感させられた一年であった。

二年目は九州大学の心療内科に内地留学をさせてもらった。一年目の反省から、あまり治してやろうなどと気張らずに、じっくりと患者さんの話に耳を傾けることにしてみた。というよりも、どう治療してよいのかわからず、そのためそうする以外仕方がなかったというのが本音であった。ところが、これがまた不思議なことに、何も治療らしいことはしなかったにもかかわらず、患者さんはよくなってしまったのである。一生懸命治そうとがんばっていた頃は、一人も治らなかったのに、何もしなくなったらよくなってしまったのである。ここに心療内科治療の、とても重要なポイントがあるような気がした。治療者が正しいと思うことを患者さんに押しつけるのではなく、患者さんに寄り添って、同じ歩調で歩いていくと、患者さんの持っている治癒力が勝手に働き始め、その結果、自ずとよくなってしまうのである。何とも不思議な気がするが、もともと患者さんの治癒力に関心のあったぼくは、それをうまく引き出し、活性化するためのコツをかいま見た気がした。
さて、三年目は関西に戻ってくると同時に、京都の洛和会音羽病院にいくことになった。その後十年余りの年月をここで過ごすことになるのだが、ここでの経験は、今の自分にとってかけがえのないものとなった。今までの経験を基盤とし、自分なりの治療をどんどん作り上げていった。患者さんの持っている心の治癒力に焦点を当て、それを最大限に引き出すようなかかわり方を、ずっと模索してきたわけである。その具体的なかかわり方をまとめたのが本書である。

実は、この本は一九九八年に「人は自分を『癒す力』を持っている」という書名で出版されたが、その後絶版となってしまった。大変よい本だと自分では思っていたので（誰でもそう思うものだが）、とても残念に思っていたが、今回、築地書館の土井二郎さんの熱意により、再版の運びとなった。これは、ぼくにとってこの上なくうれしいことだった。そこで、初版本をもう一度読み直してみたが、基本的な考えや発想にまったく変わりはなく、また、内容的にも決して色あせていることもなかった。そこで再版に際しては、本文は多少の手直しとⅢ章の冒頭に体の治癒力と心の治癒力との関係についてまとめたものを書き加えるにとどめ、最終章を新たに付け加えることにした。初版本が出版されてから、四年以上の間、心療内科医として治療に携わっていたが、その間に経験した大変興味深い症例をまとめたのがこの章である。いわばぼくの心療内科医としての仕事の集大成のようなものである。

ところで、ぼくは二〇〇二年一一月から心療内科をはなれ、今は緩和ケア科（おもに終末期のガン患者さんの心身のケアをするところ）で、日々ガン患者さんを診ている。もともとガンの患者さんに関心のあったぼくにとって、さらなるステップを踏み出したといった感がある。心療内科と緩和ケアとでは、まったく異なるところのように思われるかもしれないが、心と体の両方を大切にしながら患者さんを診ていくという意味ではまったく違いはない。ただ対象が、心身症の患者さんか、ガンの患者さんかの違いがあるだけだ。そのため、緩和ケアに携わるようになっても、心療内科時代に培った経験はとても役立っている。それどころか、心療内科での経験があったからこそ、多くの不安を抱えたガンの患者さんに対しても、さまざまな工夫をしながら接することができると言っても過言ではない。携わる科が変わったとしても、ぼくの中にある、患者さんとのかかわり方の基本は変わっていないつもりだ。この本は、ぼくの心療内科でやってきたことの集大成であると同時に、今診ているガン患者さんへのかかわり方の基本をまとめたものであるとも言える。

そんな視点からこの本を読んでもらい、日々の治療に携わる医師や看護師、心理士といった方々や、さまざまな問題を抱えている患者さんやその家族にとって、問題解決のためのヒントとして役に立つことができたならば、ぼくにとってはこの上ない喜びである。

なお、本書にはたくさんの患者さんが登場するが、プライバシー保護のため、趣旨をゆがめない程度に年齢や性別、職業などの背景を変えたり、数人の患者さんを組み合わさせて頂いた。

また何人かの患者さんには直接お話をしたうえで、了解を頂いた。
なおこの本に登場して頂いた患者さんにはもちろんのこと、今までぼくが関わったすべての患者さんに対して感謝の意を表したい。治療者としてのぼくをここまで育ててくれたのは、まさにこの患者さんたちだからである。

二〇〇四年三月

黒丸尊治

I章 「間違った思い込み」に縛られる人々

「明るさ」という名の病

明るくすれば治るはず？

「先生、もっと明るくならなきゃ、病気治りませんよね」

「つい暗くなってしまって……。それじゃだめだって、わかってはいるんですが」

心療内科を訪れる患者さんの中には、「明るい」あるいは「暗い」という言葉を口にする人が多い。人が自分の性格について悩むのは、何も今に始まったことではない。最近では、明るい気持ちを持つことは、体の免疫系の働きを高めることになるため、健康や病気の治療に重要な役割を果たしているといった、より科学的な説明もなされるようになってきた。

そんなことも影響してか、よけいに自分の性格が明るくないことで悩む人が増えてきたことも確かである。例えばこんな人がいた。

患者さんは中年の女性。東京のとある病院に入院中だったが、診察を受けるためにわざわざ京都までやってきた。

彼女は診察室に入ってから、ずっと下を向いたまま顔を上げようとしない。

「わざわざ東京から来られたそうですね。たいへんだったでしょう」

そう言いながら椅子に座るよう勧めた。彼女は椅子に座っても肩を落としたまま、視線を下に向け、なかなか口を開かない。

「で、どうされましたか」と、こちらから誘うようにしてみると、やっとその重い口が開いた。

「私、乳ガンの末期なんです」

どおりで随分と痩せ衰え、顔色も悪いわけだ。ガンの患者さんがぼくの診察室を訪れることは、そんなに珍しいことではないが、他の病院に入院中の末期ガンの患者さんが、それもはるばる東京から来るというのは、これが初めてであった。いろいろな事情があるのだろうと思いながら、まずは今までの経過や、現在どのような治療を受けているかといったことについてたずねてみた。

彼女は一瞬小さく溜息をつき、ぽつりぽつりと語りだした。

彼女が入院している病院のお医者さんは、いつもこう言う。

「いいですか。人間は明るく前向きな気持ちを持つことによって、ガンに対する免疫力が高まってくるんです。逆に悲しい思いをしたり、落ち込んだりすると免疫力は低下します。だから、ガンだといって落ち込んでなんかいたらだめです。楽しいことを考えて、前向きな姿勢で、いつも明るくしているというポジティブ・シンキングが大切なことなんです」

彼女は、この言葉を最初に聞いた時、頭ではその理屈がわかった。それ以来、「ポジティブ・シンキング。明るく前向きな気持ちを持つことで、ガンの進行を抑えることができる、明るく、明るく、もっと明るくしなきゃ」といつも自分に言い聞かせてきた。ところが、がんばっているつもりでも医者からはたびたび注意される。その場では、「ああ、そうか。自分はまだ暗かったんだ。もっと明るくしなければ」と考えるのだが……。

その病院の一室には、レーザーディスクのカラオケセットが置かれている。患者さんの気持ちが少しでも沈んだり、落ち込んだりしないようにとの配慮からだ。患者さんたちは、医者から免疫力の話をよく聞かされているので、いつも患者さん同士で誘い合っては、カラオケで陽気に歌うことを心がけている。もしも一人でぽつんとしている患者さんがいれば、みんながカラオケに誘い、時には看護師さんも加わって盛り上がることもある。とにかくこの病院の中は、明るく明るくという雰囲気でいっぱいなのだ。

彼女もなんとか明るく振る舞おうと、カラオケに興じる患者さんたちの輪の中に入ろうとするのだが、どうしても自分からは入っていけない。もともと人付き合いがそんなにうまいほうではないので、気遅れするところもある。誘われれば断らないようにしているが、自分から人を誘ったりするなんて思いもよらない。そんな自分が時々情けなくもなり、気分が滅入ったりもする。

看護師さんや他の患者さんは、落ち込んでいる自分を見つけると、「一人で考え込まないの。歌えば気が晴れるわよ」とカラオケに誘ってくれるが、作り笑いをするのが精いっぱい。そればかりか無理に明るく振る舞い、楽しそうなふりをする自分がみじめに思えてくる。「もっと明るくしなければ」と自分を叱るのだが、よけいに気分が滅入ってしまう。

そんな繰り返しの入院生活に、彼女はついに耐えきれなくなった。彼女は意を決し、別の先生に相談したところ、当院を紹介され、訪ねてきたのだった。

彼女はもともと物静かで、どちらかというと人からは「暗いなあ」と言われるようなタイプの女性である。人付き合いが苦手で、しゃべることも得意なほうではない。そんな彼女が、今まで溜まりに溜まっていたものを一気に吐き出すようにしゃべり続けた。よほど勇気のいることだったに違いない。

彼女が話を終えると、ぼくはこう言った。

「明るくなんてする必要はないですよ。物静かで、あれこれしゃべらない、そんな雰囲気があなたらしさだとぼくは思うんです。あなたらしさが最大限発揮できる状況がベストであって、それは必ずしも、あなたが明るくしなければいけないということではないんです。もし無理に明るく振る舞おうとしたら、それはあなたらしくない振る舞いだし、あなたらしくない状況をつくってしまうわけだから、治療にとっては逆効果です。だから明るくする必要なんかないし、逆に明るくなんかしてはいけないんですよ」

すると彼女は、いきなり大粒の涙を流し始め、

「そんなことを言ってもらえたのは、初めてです。病院ではいつも明るくしないといけないと言われて……、本当につらかったです。どうして自分にはできないんだろうかって。でも無理に明るくしなくていいんですね。今日はもうそれだけで、ここまで来た甲斐がありました」

そう言い残して、彼女は東京に帰っていった。

彼女の治療は一回だけで終わった。彼女はどうしても明るくなれないことに情けなさを感じ、そうなれない自分を責め続けてきた。病院の雰囲気からもわかるように、彼女の苦しみが理解されるような環境ではない。周りには、その苦しさを打ち明け、相談できる人はいなかった。

しかし、意を決して訪れたこの診察室で、思いもかけない言葉を聞くことになる。

〈無理に明るくする必要はない〉

この言葉こそ、心から待ち望んでいたものだった。明るくしなくてもよいのであれば、彼女にとって、こんな楽なことはないからだ。今までとはまったく逆のことを言う「変な」医者と

の会話によって、彼女は苦しみから解放された。

彼女が入院していた病院は、心と「免疫系」の関係に着目し、患者に前向きな気持ちを持たせることで自然治癒力を高め、ガンを治すという治療方針をとっていた。もちろんそれは、決して間違っているとはいえない。むしろ先進的で、素晴らしい取り組みだとさえいえる。

このような「心と免疫系」、「心とホルモン系」、「心と神経系」といった分野の研究が、最近はとても進んできて、精神神経免疫学という新しい分野として確立し、さまざまな研究発表や科学的なデータが蓄積されている。

例えば、配偶者を亡くした人の免疫系の働きは、二〜八週後に低下するとか、思いきり笑ったあとは、免疫系の働きが活発になるといったものだ。つまり、抑うつや絶望といった持続的なマイナスの感情は免疫系の働きを低下させ（なお、一時的な悲しみの感情などは、逆に免疫系の働きを活発にするという研究もある）、逆に楽しさやうれしさ、笑いといったプラスの感情は、一時的にであれ、免疫系の働きを高める傾向がある。そしてそれは、ガン治療の現場においても応用されるようになってきた。こうした背景の中で、「明るさ」は一種の「薬」だと信じられ、医者も患者もその「服用」に熱心になる。

しかし、明るさが必ずしもその人の心地よい状態であるとは限らない。たとえ人からは暗く見えても、それが本人にとっては自然で心地よい状態ならば、それが本人にとっての「明るい」

状態かもしれない。

世の中には、彼女のように明るさの強制に悩む人も意外に多いのではないだろうか。彼女のケースは特別とはいえない。

明るさへのこだわり

かと思えば、人から明るく見られることが、本人の苦しみになっているという逆のケースもある。

次に紹介するのは、二十二歳のＯＬである。


最初は胃潰瘍の患者として内科で診療を受けていた。しかし、治療を続けるうちに、どうも彼女自身の心理的な問題が症状に強く関係しているらしい、ということがわかってきたので、心療内科に回ってきた患者さんだ。

彼女は一見したところ普通の、というよりは人並み以上に明るく、好感の持てる女性であり、これといって問題を感じさせるようなところはない。

「会社では、わたしムードメーカーっていうか、盛り立て役と思われてるかな。『あなたがいるとほんとに楽しい』って会社のみんなからよく言われるし、そうするとなんとなく気持ちがいいっていうか、よし！　もっと盛り上げようなんて感じに自分でもなっちゃうんです。あ、会社では一般事務をやってます」

「自分から盛り上げるわけだね」

「だって、しらけるのイヤじゃないですか。やっぱり盛り上がったほうが楽しいでしょ。飲み会とかもよく企画しますよ。お店は雑誌なんかで研究しているから、みんなとワイワイやりながら、今度はあそこにしよう、なんてしょっちゅう盛り上がってます。同僚たちから悩みを相談されることも多いですね。いつも頼られちゃって。悩み事聞いてあげて、いつも明るく励ましてあげるんです。向こうは、『あなたは悩みなんてないんでしょうね』なんていつも言いますけど……」

そこで、彼女はちょっと口ごもり、ふと暗い表情になった。

「実は、会社から帰って自分の部屋にいると、落ち込んじゃって」

「それはいつ頃から？」

「一年ぐらい前からかなあ。みんなを盛り上げるのがしんどくなってきて。悩み事の相談もよく受けるけど、自分でも無理してるなって感じるようになってきたんです。私だっていろいろ悩んだり、相談したいこともあるのにね。でも私からは相談できないし……」

「どうしてあなたからは相談できないの？」

「だって、私は盛り上げ役だし、みんなもそう思ってるでしょ。みんなの期待、裏切りたくないし、顔で笑って心で泣いて、みたいな役なんです」

「でも、あなたはそれがしんどいんでしょ?」

「だから一人になるとホント落ち込むんです。会社ではそんな姿、誰にも見せられませんよ」

彼女はいつも、周りの人を気遣い、明るい振る舞いで場を盛り上げる。それがうまくいけばいくほど、気分も高揚する。ところが一人になると、急にさびしさに襲われ、「なぜ、こんなバカなことをしているのか」と、一気に落ち込み、疲れがドッと出てくる。彼女は、明るく振る舞う姿は、本来の自分ではないと感じているが、職場に戻れば、きのうと同じことを繰り返してしまう。

こんな患者さんであれば、医者はついついこんなアドバイスをしてしまう。

「あなたが思っていることを、もっと本音でみんなに話してみたらどうですか」

ところが、彼女の場合、こんなアドバイスは逆効果になる。

本人は明るく振る舞うことが口ではつらいと言いながら、実は心の奥底で、ムードメーカーでみんなから好かれる自分を心地よいと感じているのだ。職場では、明るく振る舞う自分に一種の安定感を感じている彼女に、「本当の自分を告白しなさい」「つらいと思っている自分をありのまま表現しなさい」とアドバイスしても、逆に大きなストレスをかけてしまうことになるからだ。

しかし、少し発想を変えてみればどうだろうか。

本人は明るく振る舞う自分を、本来の自分の姿ではないと気づいているが、どうしてもやめられない。そこで、明るい振る舞いは、本人にとって自然な行動であると考え、「ヨシ」として認めてしまうのである。

彼女は「いい人」を演じてしまう自分を責めるから苦しい。逆に「いい人」を演じてしまう自分を、これでいいのだと認めてしまえれば、ジレンマにはならないはずである。

そもそも、できそうもないことをしろというのは無理な話だ。無理を重ねれば、結局は無力感だけが残る。

「外では明るく振る舞い、家では落ち込む。それであなたは上手にバランスを取っているんだから、今のままでいいんですよ」

こんなアドバイスをすると、患者さんは一瞬キョトンとした表情になる。しかしそのうち、ちょっぴり顔がほころんでくる。

〈疲れるけど、これは自分の役目なんだから、まあいいか。それで喜んでくれる人もいるんだしな〉という思いに変化するのだ。

この思いをひっぱり出せたら、ぼくの治療はまず成功である。今の自分を認めることで、責め続けることをしないですむようになるからだ。

人から見れば、いかにもうらやましいことも、本人にとってはつらい場合がある。彼女の場合は、誰からも好かれる自分の「明るさ」に、逆に悩まされていた人だった。

それにしても明るさ、暗さで悩む人が多いのはどうしてだろうか。

「常識」は「先入観の堆積物」

「明るさ」ということをめぐって、二人の女性に登場してもらった。

現代社会の中で、「明るさ」とは誰もが認める価値である。「人間は明るい、暗いで評価されるような単純なものではない」と多くの人は考えるに違いない。

しかし、現実にどちらの人が好きかと問われれば、「どちらかといえば」という保留は付けるにしろ、ほとんどの人は明るい人が好きなのではないだろうか。現代の社会では、さまざまな場面で「暗さ」よりも「明るさ」が好まれる。「明るさ」は社会全体の価値となり、それが「常識」だとされる。

明るさが価値とされる社会では、誰もが暗い人間だと思われるよりは、明るい人間だと思われたいはずである。心理テストだって、外向的な傾向には点数が高く、逆に内向的な傾向には点数が低いという評価基準が置かれている場合が多い。面接試験や適性試験だって、暗いよりは明るい人のほうが評価されやすい。時代のスタンダードな価値基準の一つとして、「明るさ」はプラスイメージの代表選手であり、その地位は揺るぎないもののように見える。

しかし、外向的な明るさを価値とし、内向的な暗さを切り捨てていくこの社会の「常識」が、時として人をジレンマに陥れ、苦しめるのである。この「常識」によって、暗いことがいけないこと、直すべきことと思い込まされてしまっている人が、なんと多いことか。「常識」とは「正しいこと」ではなく、単なる「先入観の堆積物」にすぎないのに。

「心の公式」と「間違った思い込み」

ストレスの大きさは本人の受け取り方により異なる

心療内科を訪れるたいていの患者さんは、その身体症状の背景に、さまざまな心理的問題が存在しているため、ストレスを感じている状態でやってくる。患者さんのストレス状態は一時的なものから慢性的なものまでさまざまだが、ストレス状態の程度は一体何によって決まるのだろうか。

通常はストレス刺激となるもの——例えば上司の傲慢な態度、妻の神経質な振る舞い、子供の成績が悪い、失恋、試験の失敗など——が、ストレス状態を決める要因だと誤解されていることが多い。しかし、実際は違うのだ。

ストレス状態を簡単な公式に表すと以下のようになる。

〈ストレス状態＝ストレス刺激×本人の受け取り方〉

要するに、ストレス刺激の大きさと、そのストレス刺激をどのように受け取るかが、ストレスの程度を決定する重要な要素となる。そして、ストレス状態の程度は、「ストレス刺激」そのものよりも「本人の受け取り方」のほうに大きく影響される。

例えば入学試験のさなか、他の受験生が途中で退席したとする。それを見て〈まだ半分の時間しか経っていないのに、あいつはもうできたのか。自分はまだ半分しかできていないぞ、やばい！〉と受け取るならば、焦りと不安を感じてしまい、ストレス状態が高まる。

反対に〈難しい問題だから彼はあきらめて退席したんだな。自分はもう半分もできているから大丈夫〉という受け取り方をすれば、かえって気持ちは落ち着いてくるし、ストレスの状態が高まることはない。まったく同じストレス刺激も、受け取り方次第でストレス状態の程度は大きく変化するわけだ。

ストレス状態の程度を小さくするために、ストレス刺激そのものをなくしたり、変化させるのは現実にはなかなか難しい。嫌な上司がいるからといって、上司を辞めさせるとか、自分がすぐに会社を辞めるというわけにはいかない。試験も受けなければ大学には入れない。ストレス刺激となる現実の問題そのものは簡単に消えてはくれないのだ。

しかし、もう一方の「本人のストレスの受け取り方」を変化させること、これは十分に実現可能だ。

「思い込み」でがんじがらめになる人々

ストレス刺激の受け取り方は、一人ひとりみな違う。例えば、上司に叱られても、ある人は「まあいいか」と思い、悠々としているが、ある部下は「どうしよう」と思い、オドオドする。同じストレスを受けても、人によってまったく異なる受け取り方をするのである。

ではなぜ、「受け取り方」に個人差があるのか。それは、その人が生まれてから、現在に至るまでの生活環境や社会環境、生育歴や経験したことなどから形成される、その人なりの「心の公式」や「思い込み」が人それぞれ違うからである。

ここで言う「心の公式」や「思い込み」とは、その人が人生経験の中で、正しいと思い込んでしまった価値観のことである。この両者には厳密な区別はないが、強いて言うならば「心の公式」は、主に幼少期の経験や、親子関係などの中で形成された、絶対的な「思い込み」であり、例えば、「決して弱音を吐いてはいけない」「どんなことでも精いっぱいやらなくてはいけない」「自分なんて、あまり生きている価値のない人間だ」といったものである。これらはしばしば、小さい頃に親から、正しいと思い込まされてしまったことが多いため、これを変えるのはなかなか難しい。

一方、「思い込み」のほうは、その人の人生経験や、その中で得た知識に基づいて、正しいと思い込んでしまった価値感であるが、「心の公式」ほど確固たるものではない。例えば「自分は暗い人間だ」「今の医学は間違っている」「○○さえしていれば、病気は治る」といった類のものである。

例えば、小さい頃、人の悪口を言って、両親からひどく叱られた経験のある人は、「人の悪口は決して言ってはならない」という「心の公式」を持つようになるかもしれない。親からいつもテストで満点を取ることを期待されていたら、「常に一番でなければならない」という「心の公式」を持つようになるかもしれない。人それぞれ、生活環境やさまざまな経験の違いから、自分独自の「心の公式」や「思い込み」を持つようになる。

だから誰かに陰口を言われるというストレス刺激を受けたとしても、ある人は、「まあ、いいか」と思えるのに、ある人は「陰口を言う奴なんて最低だ！　絶対に許せん！」とカンカンに怒り、またある人は、「陰口を言われるなんて、みんなから嫌われているんだ。オレはもうおしまいだ」と落ち込むことになるわけである。

このように、それぞれの人が持つ「思い込み」や「心の公式」によって、さまざまなストレス刺激を、どう受け取るかが異なる。その結果、当然、ストレス状態の程度も人それぞれで違ってくることになる。

ただし、このような「思い込み」を持っていること自体は、何の問題もない。逆にそれらを持っているからこそ、苦難逆境にも耐え、困難をも乗り越えることができる。「艱難《かんなん》汝を玉にす」「男たるもの、人前で涙を見せてはならない」などといったものは、その類である。世の中には、それで大成功を収めている人はたくさんいる。

問題になるのは、「思い込み」で自分自身ががんじがらめになってしまい、その結果さまざまなトラブルが生じてきた場合である。今まで自分が正しいと思っていた思い込みが障害となるなら、その状況に対して都合の良い「思い込み」を新たに採用すればよいのだが、これができない人がいる。「絶対に大学に合格しなければいけない」と思い込んでいる人が、入試に失敗したら、「失敗は成功のもと」という「思い込み」を採用すれば何の問題もないのだが、合格しなければならないという思い込みにしがみついていると、「もうだめだ！　おしまいだ！」といったことになってしまうのだ。

「思い込み」は、状況や時代によって、いいようにも悪いようにも作用する。絶対に正しいと思い込んでいるものがあるとするならば、それは、その人の知識や経験に基づく〝信念という偏見〟か、〝常識という先入観〟からくるものである。よく「絶対に正しい」とか、「絶対に間違っている」という表現を耳にするが、ぼくなんかは、そう言い切られると、「この人の考えは多分間違っているな」と思ってしまう。

そうは言いながらも、ぼくは治療の効果を上げるため、意識的に「絶対」という言葉を使ったりするのだが……。

二分思考と一方向性思考の危険性

今まで述べてきたような「思い込み」や「心の公式」は、一見正しいと思うものも少なくない。例えば、「決して嘘はついてはいけない」「何事にも全力投球」「他人に迷惑をかけてはいけない」などは、その良い例である。常識や理想論では、そうだと思われているので、われわれも、つい正しいことだと思ってしまうのである。

世の中を見回すと、このような「思い込み」が満ちあふれている。例えば、「イエスかノーかをはっきりすべき」「食事の前には必ず手を洗いなさい」「経済は発展し続けなければならない」といった具合であり、まさに社会常識はすべて「思い込み」であると言っても過言ではない。このような社会の中で生活しているのだから、「思い込み」を持つなというほうが無理なのだ。

このような「思い込み」の背景には、一般的思考法の一つである「二分思考」や「一方向性思考」が関係しているのではないかと、ぼくは思っている。そこで、これらについて少々述べておこう。

「白黒はっきりさせる」という言葉がある。

お互い何かの拍子で意見が食い違ったとき、けんか腰の議論になってしまうことがある。一つの物事をどう見るかで、自分が正しいと譲らない。誰でも一度ならず、経験しているのではないだろうか。

白か黒かのどちらかに割り切ってしまうと、物事はわかりやすい。便利か不便か。好きか嫌いか。正しいか間違っているか……。こんなふうに、白黒で物事を判断し、中間の灰色的な見方をしない思考法を「二分思考」という。

そして、この二分思考で二つに分けた物事を、片方が善くて、もう一方はいけないと考える思考法、これが「一方向性思考」である。例えば、性格を明るいと暗いとに分けてしまうのが二分思考であり、明るいほうが善くて、暗いのはいけないと考えてしまうというのが、一方向性思考の典型的な思考法である。血液の検査データなども同様で、ある基準値をわずかでも超えたら異常となり、その範囲内であれば正常とみなされる。こんな例は挙げていけばきりがない。豊かさ、便利さ、健康、正確さ、美しさ、楽しさなどは善いものであり、貧しさ、不便さ、病気、曖昧さ、醜さは善くないといった具合である。

よく考えてみると、日常生活のあらゆるところで、われわれはこうした物の見方をしていることに気づく。それは物事に価値の判断を加えていく作業でもある。同じ商品でも値段が違えば、高いより安いほうがいいに決まっている。同じ値段でも、品質が悪い商品より良い商品を人は選ぶ。どちらかを何らかの基準でプラス、マイナスと判断するわけである。

こうした価値判断の基準は、時代によって変わるものもあれば、あまり変わらないものもある。例えば美人とされる顔も、時代時代によって変遷してきた。今と違い、昔の美人はふっくら顔の……、いや、話が横道にそれた。

まあともかく、物事を二つの見方に分け、価値を判断するという思考法は、人間が編み出した合理的な考え方の代表選手みたいなものである。この価値判断の繰り返しによって、一人の人間は赤ちゃんから大人へと成長する。大げさに言えば、こうした思考法が人間社会を発展させてきたともいえるだろう。人類の歴史は、価値判断の歴史でもある。

この思考法にどっぷり浸かってしまうと、どんなものでも二つに分ける癖がつく。そして、分けられないものまで、分けて考え、善し悪しの価値づけをしてしまう。その結果、二分思考、一方向性思考は自分の持っている知識や経験と相まって、「間違った思い込み」や「心の公式」を形成していくのである。

「間違った思い込み」を書き換える

「休むことは罪悪だ」という思い込み

身体症状の背景に、仕事に関する悩みがある患者さんは少なくない。仕事のことで悩む人が増えるのは、現代社会の大きな特徴の一つではないだろうか。

バブル経済の崩壊後、日本の企業にもリストラの波が押し寄せてきた。「窓際」「肩たたき」という言葉が流行したように、企業では合理化の名のもとに大量の人減らしが行われてきた。こうしたリストラ策は、これまで会社のために一生懸命尽くしてきた比較的高い年齢層の人たちだけではなく、若い世代にも影響を与えている。

金融関係の会社に勤める三十代前半のエリートサラリーマンも、そんなリストラの波に翻弄された一人である。

彼が現在の会社に就職した当時、世の中は活気に満ちあふれていた。金融業界も業務の国際化、多角化が急激に進み、同時にディーラーや金融アナリストといったスペシャリストが時代の脚光を浴びるようになる。入社して彼が配属されたのは、業務の最先端部門である金融商品開発プロジェクトチームである。金融アナリストとして時代の動向を敏感に察知し、次々と金融商品を生み出していくこの仕事に、彼はとても満足していた。そして入社以来、一日も会社を休むことなく、仕事をこなしていく。もちろんこうした仕事に携わることができるのは、社内でもごく少数のエリートたちだけである。プロとしての意地と誇りが、エネルギッシュな彼の仕事ぶりの原動力ともなった。

ところがバブル経済は崩壊。この会社にも、リストラの嵐が吹き荒れた。

大量の人員解雇と同時に、突然の会社の方針転換発表。新商品開発部門は縮小されることになり、彼は支店の営業に転属となったのだ。

「頭と肩が重くて、食欲も全然ありません。なんだか息苦しくて、全身がだるいんです」

最初の診察で、彼は自分の症状を、こう訴えた。

いろいろと話を聞くうちにわかってきたのは、彼の持つ一種の完全癖である。一日も会社を休まず、与えられた仕事は完璧にこなす。それが彼のスタイルだった。

リストラで専門職から営業に回されることになり落胆もしたが、彼の仕事に対する完璧主義は崩れなかった。業務の引き継ぎ、新しい職場での慣れない営業。彼はそのどちらも完璧にこなそうとした。

「それでも、三カ月は頑張ることができたんです。でもそれから体調がおかしくなってしまいまして……。今まで休んだことなんかなかったんですよ。でも今日は初めて会社を休んでここに来ました」

こんな人に、

「あなたは何でも完璧にやろうとしすぎる。あなたは働きすぎなんだから仕事をしばらく休みなさい」

と言ってもうまくいかないことが多い。なぜなら、体のしんどさは感覚でわかっていながら、心のテープレコーダーから、「休んじゃいけない！　休んじゃいけない！」という声がいつも流れているので、なかなか休むことができないからである。医者がいくら「倒れるぞ」と忠告しても、本人にしてみれば、「わかっちゃいるけどやめられない」のである。

患者自らが納得し、行動を選択するという状況を、いかにしてつくり出すかが、心理的側面からのアプローチにおいては大切なポイントとなる。彼の場合、頭が痛かったり、体がだるかったりという症状は、働きすぎの危険信号だったわけだが、体が伝えるメッセージに実は薄々感づいていた。仕事を休めば体は楽になる。しかし、彼にはそれができない。

その背景には、彼特有の思い込みがある。つまり彼にはバリバリ働く金融のエリートビジネスマンであり続けたいというイメージが強固にあり、〈休むこと＝罪悪〉という思い込みが、頭の中を支配している。だからいくら体がしんどくなろうが休めない。

「仕事を一生懸命にやり抜くあなたのスタイルは、そのままでいいと思うんですよ」

ぼくは、完璧主義の彼の仕事スタイルに関してはあえて異議をとなえず、そのうえで、彼が会社を休んでまで、この病院に来たこと自体を高く評価した。

「あなたは今まで、会社を休んだことがなかった。それなのにこうして病院へ来たというのは、よほどの決意と勇気のいる行動だったんでしょうね。あなたがこんな行動を取ったということは、もうすでに、あなたの中で何かが変わってきたという証拠なのかもしれませんね。そうしたらあとは、その自分に任せて、行動してみたらどうですか？」

この時、ぼくは、「あなたはすでに、会社を休んで病院に来るという勇気ある行動を取ることができるのです」という、すでにできている行動を引き合いに出し、それに〈休むこと＝勇気ある行動〉という、新しい意味づけを提示したのである。

たぶん、彼の中で新しい「思い込み」が採用されたに違いない。その結果、彼はこれを受け入れ、会社を休職する決断をしたのである。

「思い込み」を書き換える

人間は誰もがさまざまな価値観を持ち、さまざまな思い込みや公式を心のノートに書き込んでいる。「休むことは罪悪だ」というのも、その一つである。しかし、生きている現実の中では、これらの思い込みが問題の解決にとって障害となる場合が多い。

「仕事は一生懸命にやらねばならない。少々しんどいからといって、会社を休むべきではない」という思い込みが、彼の仕事に対するバイタリティーを支えてきた。しかし、体調を崩し、それを治したいという違った状況になれば、この公式がかえって災いする。頭に染み付いた公式と、もうこれ以上働いてはだめだ、という体の叫びとの間でジレンマが起こるのである。

こうしなければと頭ではわかっているのに、実際にはそれができない。頭ではこうなりたいと考えるのに、今はそうなれない。そんな場合には間違った思い込みや心の公式そのものの書き換えが必要となってくる。しかし、患者さん自らが、自分の「間違った思い込み」が何であるかに気づかなくてもかまわない。

この患者さんの場合も、〈休むこと＝罪悪〉という思い込みに気づいたわけではなく、〈休むこと＝勇気ある行動〉という意味づけを、受け入れることができたというだけである。結果として、〈休むこと＝罪悪〉という思い込みに変化が生じたというわけだ。特に問題のない時には、当然こんなことは受け入れられるはずはない。しかし間違った思い込みが、自分を苦しめている場合には、少しでも楽になるための「思い込み」を探し求めているのである。そんな状況であったからこそ、〈休むこと＝勇気ある行動〉という意味づけも、それが本人にとって適切なものであれば、砂漠に水が染み込むように、あっさりと受け入れられるのである。

この時に、もし彼に「働きすぎなんだから、少し仕事を休みなさい」と言ったならば、〈休むこと＝罪悪〉の思い込みから逃れられない。それは砂漠に砂を撒くようなもので、当然のことながら、その場合はうまく染み込んでくれないわけである。

問題を抱えている患者さんには、撒かれた水を吸収する力はある。水が与えられるからこそ、その力を発揮することができるのである。言い方を変えるならば、水を撒くことで、それを吸収する力を引き出すことができるということである。

患者さんは、どんな人でも自らを癒す力を持っている。ただその力を十分に発揮できていないだけである。もしもその力をうまく引き出すことができたならば、問題はおのずと解決されるわけである。心身症患者の治療に当たる心療内科医の仕事は、まさにこの点にあるとぼくは思っている。

さて、もちろん患者さんには、間違った思い込みが何であるかに気づいてもらってもよい。ただ「間違った思い込み」や「心の公式」は無意識のうちに形成されているから、本人はなかなか気づきにくい。この公式に自ら気づくまで、治療者は余計なことを一切言わず、患者さんの言うことを受容、共感しながら、ただひたすら待つというのも一つの方法だ。しかし、このやり方では、一年も二年も粘り強く待たねばならないことが多い。心療内科を訪れる患者さんにとっては体に痛みや苦痛が現れるだけに、問題は深刻であり、一刻も早く解決したい。だからぼくは自分から患者さんの心の公式、思い込みを教えてあげる場合も少なくない。そのほうが、気づきも早く（それなりのことを教えてしまうのだから当たり前！）、問題も早く解決されると思うからである。

もっとも、本人が絶対的に正しいと思い込んでいる「心の公式」は、たとえ気づいたとしても、そう簡単には修正されない。そうした深いレベルの心の公式、つまり幼少期の経験に根差したところの「間違った思い込み」に関しては、また違う章で詳しく述べたいと思う。

宗教はアヘン、それとも趣味？

こんどは、「間違った思い込み」を書き換えただけで、症状がなくなってしまった患者さんの話をご紹介しよう。

患者さんは七十歳の男性。とてもかわいらしいおじいちゃんといった雰囲気の人だが、若い頃から自他ともに認める頑固者である。もっとも最近は、多少は柔らかくなってきたそうだが、それでもまだまだ声を荒らげることも少なくないという。このおじいちゃんには、六十七歳になる奥さんがいる。もの静かで、従順そうな雰囲気の中にも、芯の強さを垣間見ることができる女性である。

さて、この男性は、以前から糖尿病、狭心症、高血圧症などいくつかの病気に悩まされ、ここ十年は病院への入退院を繰り返していた。

いつものように、体調を崩し、某病院へ入院となった。もともとあれこれと訴えの多い患者さんではあったが、今回の入院では、毎夜、胸が苦しくなったり、冷や汗が出るという発作を頻繁に起こしていた。そのつど、看護師が駆けつけ、心電図をとったり、血糖値を測ったりするのだが特に異常はなく、症状もじきに収まる。このような状態が続いたため、看護師も担当医もお手上げとなり、ついには、ぼくの心療内科を紹介してきたというわけだ。

「とにかく、宗教は大嫌いなんじゃ」

話を聞き始めて五分もしないうちに、興奮しながら声を荒らげて、そう叫んだ。

患者さん夫婦は、長男の家族と同居生活。子供は三人いるが、二男と三男は独立。ご近所でも評判の仲の良い老夫婦だった。十年前、ご主人の病気を何とかして治したいという一心から、奥さんがある宗教団体に入信したことをきっかけに、夫婦関係に亀裂が生じてきた。

というのも、ご主人は「宗教という言葉を聞いただけで虫酸《むしず》が走る」というくらいの大の宗教嫌い。入信当初は見て見ぬふりをしていたが、週に一、二回、集まりに出かけていく奥さんを見るたびに腹が立つ。もともとご主人は、糖尿病や狭心症の持病がある。その弱っている体に、奥さんの宗教通いからくるイライラが重なると、頭痛、腹痛、吐き気、胸の痛みなど、それは病気のデパートのように華やかな症状が現れてきたのである。そして入院。ところが入院中も、「こうしている間にも、妻は宗教に行っているに違いない」と考えてしまうと腹が立つ。

当然、症状はなかなか治らない。ある程度良くなれば、退院はするが、家に帰ればまた同じことの繰り返しで再入院。こんな生活がここ七、八年続いてきた。ご主人のストレスは高じるばかりで、最近では奥さんとの離婚まで口にするようになっていた。

ご主人は昔かたぎの亭主関白タイプで、頑固者。奥さんもそんなご主人がけっして嫌いなわけではなく、むしろおとなしくご主人に従うのを善しとする昔風の女性だった。が、こと宗教に関してだけは、「いくら夫とはいえ妥協はできない。金をつぎ込んでいるわけではなし、のめり込んでいるわけではなし、それくらい私だって許されてもいいはず」と譲らない。奥さんにしてみれば、最初はご主人の病気を治したいがための入信だったが、十年続いた今では、楽しみの一つとさえなっている。

「とにかく、宗教だけはやめてもらいたい。だって、あんなものはまやかしでしょう。人をだまして金儲けをしてるだけ。まったく詐欺みたいなもんだ。それがよりによって、なんであんなものに……。あいつも宗教なんかにのめり込まずに、もっと趣味でも持ったらいいんだ。それだったらわしも歓迎してやるのに……」

ぼくはこの時すぐ、この趣味の話は治療に使えるなと感じた。

「そうですね。趣味なら許せますよねえ。ご主人も何か趣味をお持ちですか？」

「わしか？　わしは、釣りが趣味だ。体が丈夫だった頃は、よく釣りに出かけたもんだ」

「釣りに行くと、ストレスの発散にもなり、気持ちが良かったでしょう」

「そうだねえ。確かに気持ちがすっと軽くなって、気持ちが良かったねえ」

「ご主人、実は奥さんにとっての宗教も趣味なんですよ。宗教に行くことで、奥さんのストレスも発散できているんです。だから、ご主人が週に一回、釣りに行くことと一緒で、奥さんにとっては宗教に行くことが趣味で、それがストレス発散の方法なんです。そうして家に帰ってくれば気分も新たになって、ご主人のお世話もまた頑張ろうかな、という気持ちにもなるわけですよ」

患者本人が、趣味の話をした直後だっただけに、この話は胸にストンと落ちたようだ。それまでは、興奮気味に大声でしゃべっていた彼の口調が、急に静かなものに変わった。それ以降は、こちらの話に静かに耳を傾けるようになり、態度も落ち着きを取り戻した。

その後、担当の先生から来た手紙によれば、それ以降、表情も明るくなり、あれほどあった症状の訴えもほとんどなくなり、本人から退院希望が出たので、そのまま退院することになりました、と書かれてあった。

一カ月後、奥さんと一緒に再診に訪れた。

「その後どうですか？　ご主人」

彼はニコニコ笑いながら、しゃべる。

「いやー、ずいぶんと明るくなったって言われまして。いろんな症状もほとんどなくなってしまったんですわ」

「それは良かった。で、奥さん、どうですか？」

「確かに主人、変わりました。この前も、私が宗教の集まりに出かける時『これから趣味に行って参ります』と言うと、主人は『行ってらっしゃい』と言って、快く送り出してくれまして、もう私のほうがびっくりするくらいで……」

もうこれなら大丈夫だろうと判断して、ぼくは治療の終了を告げた。

この場合の治療のポイントは、ご主人が持っている宗教に対する意味を他のものに取り換えてしまったことである。すなわち、宗教はまやかしであるという強い思い込みを、ストレスを発散するための趣味という意味に変えてしまったのである。人間の思い込みには、弱いものと強いものがある。この患者さんのように、あっさりと意味を取り換えることのできる人はいいが、思い込みが強い場合などは、あの手この手と工夫を凝らしながら、思い込みを変えていくことになる。

「あっ、そうか」と「まあ、いいか」

問題を抱えた患者さんは、「間違った思い込み」や、一方向性思考でしか問題をとらえようとしないため、ストレスが溜まり続け、心と体の関係が悪循環に陥っている状態にある。中には、その状態に耐えられず、自殺さえ考える人もいる。

これまでいくつかの例を挙げながら、間違った思い込みの問題について語ってきた。そのほとんどは、一つの価値観に縛られ、そのジレンマから抜け出せない姿であった。その価値観が、社会全体の価値観であったり、常識という先入観の場合もあった。

人間は窮地に立たされると、必死の思いでそこから抜け出そうとする。その時、人間の心は、必死になればなるだけ柔軟性を失っていく。健康であれば、違った視点で物事を眺める余裕があるのに、病気になると、途端にそれができなくなる。

入院している患者を病院に見舞う側は、ゆっくり休むいい機会じゃないか、と余裕でアドバイスができる。しかし、いざ立場が逆転して自分が病気になれば、病気で寝ている自分の状態を肯定することなど、なかなかできなくなってしまう。

ぼくは心療内科を専門とするようになってから、患者さんのカチカチになった心を、どうやってほぐしていくかをずっと考えてきた。患者さんは今、一つの方向でしか物を見られない状態にある。もしこの心の硬直をほぐすことができたならば、患者さんが悩んでいる身体症状にも、少なからぬ良い影響があることを経験的に知っている。それゆえに、何とかしてこの硬直をほぐそうと考えるのである。

問題の受け取り方、すなわちその人の「思い込み」を、新しい「思い込み」に変化させることで問題の意味が変わる。患者さんの抱えている問題の受け止め方に変化が起これば、これまで問題にとらわれてきた「しばり」とでも言えるものが外れる。そうなると患者さんの心もフッと軽くなり、治療も次のステップに入っていけるわけである。

しかし、「思い込み」を変えるといっても、何でも適当に変えられるわけではない。患者さんにとって最も受け入れやすいような新しい「思い込み」を提示し、それを患者さんが受け入れてくれて初めて「思い込み」が変わる。その結果、患者さんの現実の行動にも変化が起きてくるのである。

だからこそ患者さんとの会話が、とても重要になってくる。話をしながら、患者さんと一緒になって、受け取り方が変化しやすいポイントを探し出し、そこにどんな意味づけをしたら、患者さんにとって受け入れ可能な新しい「思い込み」になるか、といったことを見極めていくのだ。そのためには、ぼく自身が患者さんとは違った視点を、常に持つように心がけていなければならない。

こうして患者さんに接しながら、ぼくはいつも患者さんからのある言葉を待っている。

それが「あっ、そうか」と「まあ、いいか」である。

これは患者さんの視点が切り替わった時に、患者さんが感じる思いであり、心のつぶやきである。実際に言葉にならないことも多いが、こちらとしては患者さんの表情や雰囲気から敏感に察知できるものである。

新しい「思い込み」を受け入れられたとき、患者さんは「あっ、そうか」という新鮮な気づきを経験する。また、今までとは違った視点で物事を考えられるようになると、今まであれほど苦しめられてきた問題が、さほど深刻には思えなくなり、「まあ、いいか」という、ちょっと力が抜けた現状肯定の心が芽生えてくる。

「間違った思い込み」を変える。言葉で言うのは簡単なことだが、それを実際に行うのはなかなか難しい。だからこそ、「あっ、そうか」と「まあ、いいか」の声が聞こえるまで、ぼくは患者さんの横に付き添うことになる。

Ⅱ章

原因がわかれば、本当に病気は治るのか？

病気の「原因」は本当に必要か？

探しに、探して

〈これだけの症状があるからには、何か原因があるに違いない〉

例えば、激しい痛みを訴える患者さんを目の前にすれば、医者は誰でもこう考える。いや、医者でなくても、ほとんどの人は同じように考えるのではないだろうか。

「症状の原因は何だろうか？」と。

でも、この原因探しに熱心すぎると、泥沼にはまり込んでしまうこともある。

患者さんは、慢性の腹痛に苦しむ中年の女性。年齢は五十歳で独り暮らし。ここ十年あまりは、しばしば激しい痛みに襲われるために、働くこともままならず、いくつもの病院で入退院を繰り返してきた女性である。

突然の激しい腹痛が彼女を襲ったのは、今から十年前。入院した病院では、この激しい痛みがどこから来るものなのかを突き止めようと、あらゆる検査が行われた。胃穿孔《せんこう》（胃に穴があいてしまった状態）、急性胆のう炎、急性膵炎、腸閉塞や卵巣捻転などの急性疾患からガンの可能性まで、さまざまな疑いが持たれ、彼女の体は詳細に調べられていった。

不思議なことに、そんな激しい症状にもかかわらず、胆のう内に小さな石が一つある以外には、異常はどこにも発見できない。原因を発見するには、もはや実際に、お腹を開けてみるしかないという医者の判断と、手術をしてでも治してもらいたいという患者さんの希望が一致し、開腹手術が行われることになった。ところが、開腹手術でお腹の中を綿密に調べても、彼女が訴える激しい痛みを説明できるものは何も発見できない。仕方なく（？）、胆石症による腹痛の可能性もあるとの見解のもと、胆のう摘出術が施行され、お腹は閉じられた。しかし、手術後も相変わらず激しい腹痛が続いた。

その後、腸閉塞や腹膜炎を引き起こし、合計六回の開腹手術を行うことになってしまったが、症状のほうは相変わらず続いていた。

それから六年間、彼女はいくつかの病院を転々とすることになるが、この間も、同じような検査が繰り返されるばかりで、結局は、本来の腹痛に、手術による新たな症状が加わっただけであった。

症状の原因を探るという行為は、一見誰が考えても合理的に感じられるものだが、原因探しにあくまでこだわってしまうと、懸命な努力にもかかわらず、新たな問題が次々と生じ、結局は、にっちもさっちもいかない状態に陥ってしまうことにもなりかねない。努力の結果、症状がより一層悪化してしまうのは、医者にとっても患者さんにとっても、悲しいことである。

治療の行き詰まり

「原因があるからこそ病気になる。だから原因を探り当て、それを取り除いて病気を治す」

現代医学（ここでは西洋医学のことだが）の根底には、こんな発想が流れている。しかし、どんな病気でも、この発想が通用するとは限らない。症状の原因が特定できないケースはいくらでもあるからだ。

例えば、お腹が痛いと言って病院にやってくる患者さんのうちで、原因が特定できるケースはどれくらいあるだろう。ある報告によれば、訪れる患者さんの半分は、さまざまな検査をしても、原因が特定できないという。なぜそんなことが起こるのだろうか？

普通、医者は、腹痛の患者さんが来れば、何かしらの器質的な変化（潰瘍や炎症、ガンといったような、形の上での異常が認められるもの）があると考え、その仮定のもとにカメラやレントゲン、バリウムを使った透視の検査などをするのが一般的である。ガンや潰瘍が見つかれば、それに対する適切な治療がなされる。ところが実際には、機能的な異常（胃や腸が、正常な働きや動きをしてくれない状態）により、腹痛などの症状が起こる場合も少なくない。この場合、一般的な検査では、その異常は見つけにくいため、しばしば「異常なし」と診断されてしまうことが多い。当然のことながら、腹痛の明らかな原因は不明ということになる。

さらに厄介なことに、この機能的な異常は、ストレスや心理的要因が大きな影響を与えていることが多いため、一般の医者からは疎んじられやすい。西洋医学の医者は、常に科学的、客観的な目で病気を診るようトレーニングを積んできているため、心理的要因といった、主観的で曖昧なものの関与は、とりあえず除外して考えようとする習慣がある。だから心理的な要因が関与している症状には、どう対処してよいのかわからない医者も少なくない。中には、そのような心理的要因が病気や症状に関係していることを、あまり認めようとしない医者もいる（もっとも現代の医学教育ではほとんどの場合、病気に対しては、身体的、機械論的視点からしか教えられないため、このような状況が生じるのは当然の成り行きではあるのだが……）。

だから、腹痛の患者さんが来院してきても、検査の結果、器質的な疾患が認められないと、原因不明ということになり、治療が行き詰まる。その場合、医者がとる典型的な姿勢は次の三つである。

(1)「とりあえず、お薬でも飲んで様子を見ましょう」と、対症療法に終始する（軽いものであれば、これで良くなることも多い）。

(2)「あなたの痛みはたぶん精神的なものが原因でしょう（だから私にはどうすることもできません）」と、なかば突き放す態度をとるか、心療内科などに紹介する。
(3)「あなたは痛い、痛いと言うけれど、本当はそんなに痛いはずがない（大げさに痛い痛いと騒いでいるだけじゃないの？）」と、逆に患者を疑ってしまい、あまり相手にしなくなる。

いずれの場合にせよ、患者さんにしてみれば、「自分はこんなにしんどいのに、この先生は全然わかってくれない」という思いがこみ上げてくることになり、医者に対する不信感も高まる。こんな状態では、もはや症状が改善する可能性はほとんどない。

「心の問題」と決めつける危険性

逆に、体の異常を訴えても、検査のうえで明らかな異常が見つからなければ、心理的な問題が原因と見なされることが多い。しかし、人が肉体という器を持っている以上、身体的な原因がまったく関与していないということはない。身体症状は、心理的な要因と身体的な要因のお互いが微妙に関与し合った結果なのだ。にもかかわらず、見るからに神経質そうな患者さんほど、身体的な面にはほとんど目を向けてもらえなくなる。

患者さんの中には、明らかな身体疾患を持つ人が紛れ込んでいる場合がある。例えば、こんな例があった。

患者さんは、パニック障害と診断されていた二十二歳の男性である。パニック障害というのは、何の前触れもなく突然動悸がしたり、息苦しくなって、このままだと死んでしまうのではないか、倒れてしまうのではないかと不安になり、パニック状態に陥ってしまう病気である。このような発作を一度でも経験すると、「またあんな発作が起きたらどうしよう」と、いつも不安がつきまとうことになる。

心療内科にも、パニック障害の患者さんはよく来るが、本人は、自分だけがこんな症状で苦しんでいると思っている場合が多い。しかし、日本だけでも百万から二百万人はいると推定される、いわば一般的な疾患である。

さて本題に入ろう。彼は、いつもニコニコしていて、とてもかわいらしい顔だちをしている、素直そうな青年である。神経質そうで、どこかオドオドした感じはあるが、病的というほどではない。彼が初めて頻脈発作を起こしたのは、小学校六年の時で、それ以来、頻繁に発作を繰り返していた。何度となく循環器科を受診し、心電図などの検査もしたが異常は発見されず、そのつど心配のしすぎだと言われていた。この発作のため、仕事もすることができずにいた彼は、パニック障害という診断名のもと、近くの医者からの紹介で、ぼくの心療内科を受診することとなった。

いつものように、とりあえず話を聞いてみた。が、どうも典型的なパニック障害の症状ではなさそうだ。ぼくは頻拍性の不整脈による症状ではないかと思ったので、携帯用の心電図計をつけてもらい、その場で激しい運動をして発作を起こしてもらうことにした。心電図記録の解析の結果、案の定、単なる頻脈ではなく、明らかに治療を必要とする異常波形が記録されていた。つまり、パニック障害ではなく、不整脈の治療が必要だったのだ。

すぐさま専門医を紹介し、治療を受けると、長年苦しんでいた発作は起こらなくなり、仕事もできるようになった。

こんなふうに心療内科を訪れる患者さんの中には、長年続いている身体症状を、心理的な問題とか、心配のしすぎといったことで片づけられてしまっている場合も多いので、医者は十分な注意をしていなければならない。

実は、医者というものは、一度うつとか神経症といった精神疾患的診断名が付いてしまった患者さんに対して、なかなか器質的な疾患の可能性を疑えなくなってしまうことが多いものなのだ。

幼少期の原因に気づけば病気は治る？

幼少期に受けた心の傷

心療内科を訪れる患者さんは、当然のことながら、自分が抱えている身体症状の背景に、心理的要因やストレスが強く関与している場合が多い。そして、一般の医者が体に原因を求めるのと同様、心療内科医は、心に原因を求める傾向がある。体だけでなく、心にまで守備範囲を広げ、原因を探ろうとするわけである。その場合、原因はしばしば、幼少期の生活環境や両親との関わりにまでさかのぼって追究される。

確かに、心療内科を訪れる患者さんの中には、幼少期に心の傷を受け、それが現在まで尾を引いている人も少なくない。「いつも母親の顔色をうかがいながら生きてきた」「自分は両親から愛されていないと思う」「両親には絶対に逆らえない」といった言葉が、患者さんの口からよく聞かれ、幼少期に受けた心の痛手の影響の大きさに、驚かされることも多い。

しかし、誰でもいざ振り返ってみれば、一つや二つは自分の性格傾向や人格形成に影響を与えた幼少期の体験を抱えているものだ。

幼い頃の家庭環境、父や母との関係、そして今でも忘れることのできない体験……。

〈なぜ自分は、こんなことをしてしまうのか？〉

〈なぜ自分は、こう考えてしまうのか？〉

そうした疑問に対して「幼少期に原因あり」という答えは、ずばり問題の本質を言い当ててくれているような気がする。そのうえ、わかりやすい答えだし、納得もしやすい。ひと頃「AC（アダルトチルドレン）」という言葉がずいぶん話題になったが、患者さんの中には、精神分析に関する本などを事前に読んで、自分の病気の原因は小さい頃の体験にあると自ら説明してくれる人もいる。

また、過食、拒食といった問題行動の背景には、幼少期のトラウマ（心的外傷体験）が深く関与しているといった分析もよく目にする。そういった症状の根本的な原因が、家族関係の問題や、現代社会の抱える病理と結び付けられて語られるわけだ。

こうした分析や評論自体は、とても面白いし、なるほどと思わせられることも多い。しかし、いざ臨床の医者として患者を治す立場から考えると、どうもひっかかる点がある。それは、「どうしたら治すことができるのか」という、ぼくの最も知りたい点について、あまり多くは語ってくれていないからだ。

もちろんぼくも、患者さんが抱える心の問題が、幼少期におけるさまざまな体験とどんなつながりがあるのか、また、なぜそのような思いを持つようになったのか、ということについてはとても興味がある。実際、そうした心のメカニズムを知りたくて、関連する本を読むことも少なくない。しかし、患者さんが、たとえ「自分は母親から愛されていない」という思いを抱くようになった心理的メカニズムを知り、原因に気づいたとしても、必ずしも治癒に結び付くとは限らないことを自分の臨床体験から知った。

ぼくが、こんな考えを持つようになったのは、ある患者さんの治療経験がきっかけとなったからである。その患者さんとは……。

原因は探り当てたが……

彼女は二十五歳の女性。過食症だったが、その過食傾向は大学二年の時、語学留学したアメリカで始まった。慣れない外国での生活。ホームステイ先の家族との人間関係。いろいろな要因が重なってストレスが高じてきたせいもあるだろう。何とか留学生活を終え帰国したが、本格的な過食が始まったのはそれからだ。

大学卒業後、これといった定職にはついていない。時々アルバイトはするが、過食をすると、数日で五キロ以上太ってしまうため、恥ずかしくて就職することができなかった。身長は一六〇センチ。現在の体重は八〇キロ。ちなみに彼女は、学生時代にはモデルの仕事をしていたというくらいの美人である。過食・拒食の患者さんにはなぜだか美女が多いようだ。

さて、こんないきさつを一通り彼女から聞いたのだが、彼女はまだ他にも何か言いたそうである。

「どんなことでも結構ですので、言いたいことがあったら何でも言ってみてください」

と、促してみた。

彼女は少しためらったが、しゃべり始めた。

「実は私……、なんていうか、いつも恋愛がだめになるんです。つい最近も彼と別れたばかりで……。私、高校の時には、もうお互いに結婚を決めていた彼がいたんです。お互いに家族同士の付き合いをするほど親密だったのに、それがなぜか壊れてしまって。それからずっとです。男の人と付き合うようになるでしょ。今度はうまくいくかなあっていう時に、いつもだめになってしまうんです」

「何か思い当たることがありますか？」

「ええ。いつもうまくいきそうになると、何だかとても不安な気持ちになるんです。本当にうまくいくんだろうかって、いつも考えちゃう。こんなにうまくいくはずはない、いずれまた、だめになるだろうって考えてしまうんです。そう考え始めると、わざと相手に無理難題をいろいろふっかけて、困らせてしまう。どうしても自分のほうから、そんなことをしてしまうんです。彼との関係が壊れるのも当たり前ですよね。自分からひどいことをするんですから」

「う〜ん。自分から怒らすようなことをしてしまうのか。どうしてかなあ？　彼のことは好きなんでしょ？」

「もちろん好きですよ。ずっとこのまま幸せでいられたらって、いつも思っているんです。だから壊れちゃったときは本当に悲しい。でもね、先生。私、彼との関係がだめになると、何だかホッとした感じがするんですよ」

「え、ホッとする？　それはどういうこと？」

「よくわからないんですが、何となく安心しちゃうんです」


もしかしたら幼少期に何らかの問題があるんじゃないかなと感じたので、さっそく話の焦点をそちらに移した。

「こういう問題は、往々にして小さい頃の体験が関係していることが多いんです。もし良かったら、あなたのお父さんとか、お母さんについての話も含めて、いろいろと聞かせてもらえませんか？」


彼女には二歳年下の妹がいる。妹は目がやや不自由で右足にも障害を持っていた。彼女が物心ついた頃には、両親の関心と愛情が自分よりも妹に注がれていることを、幼いながらも敏感に感じ取るようになる。親戚の子たちが遊びに来ても、一緒に遊ぼうとするのは妹ばかりで、自分はいつも取り残されるような気持ちを味わっていた。

彼女は、小さい頃からいつも一つの光景を心の中に思い描くようになっていた。

買い物に行くお母さん。お母さんは妹と手をつなぎ、もう一方の手には買い物カゴ。なぜか自分はそこにはいない。悲しくてさびしい光景である。

〈本当は私もお母さんと一緒に手をつないで買い物に行きたいのに〉

そう思いながら、いつも泣きたくなるのだった。この光景は大人になった今でも、時々思い出すことがある。

幼い彼女が、お母さんの関心を自分に向けさせるためにしたことは、「おりこうさん」になることだった。

〈もっといい子になれば、お母さんは私を好きになるはず〉

と思った彼女は、いつもお母さんの顔色をうかがいながら、「いい子」であることを懸命にアピールするようになる。言われたことには何でも素直に従い、いつもニコニコと笑顔を絶やさなかった。

そこには〈お母さん、私はこんなにいい子にしているんだから、私のこともかまって〉という切実な願いが込められていた。

でもお母さんは気づいてくれない。それどころか、自分がいい子であればあるほど、お母さんにとっては「手のかからない子」になり、ますますかまってくれなくなる。

傷ついた彼女は、いつしかこう自分に言い聞かせるようになっていた。

〈お母さんは私が嫌い。私はお母さんに愛してもらえない子。きっと自分は誰からも愛されない子〉

数回の診察における彼女との対話で、彼女が幼い頃に感じていた思いや経験がだんだん明らかになってきた。

「先生、やっとわかったような気がします。私、お母さんにもっと振り向いてもらいたくて、いい子でいようとしてすごく無理してたんですね。なんか、モヤモヤが晴れたっていう感じがします」

彼女もモヤモヤの原因がわかった感じがして、うれしそうだった。

実は彼女を初めて診察したのは、ぼくが心療内科を専門とするようになってから、まだ日も浅い頃である。当時は、彼女の過食症の原因を、幼少期の家族との関係に求め、それを彼女に気づかせることが治療になると考えていた。

だから、彼女の「気づき」にぼくも満足していた。

その後も何回か面接を重ねることで、彼女の問題の背景にある原因もずいぶんと見えてきた。彼女が過食をするようになった直後の引き金は留学体験にあったが、過食という表現をとった彼女の症状の裏には、ストレスの原因となる幼少期の問題が潜んでいた。「母親から愛されていない」という思いが、「自分は誰からも愛されない人間」という思いになり、「愛されるためにはいい子でいなくちゃ」と自分を押さえ込む気持ちが、日常生活の中でストレスを生み出し、着実に蓄積されていった。そして、海外留学という引き金により、ついにはじけてしまった。その結果が、彼女の場合、過食という形で顕在化してきたのだ。

母親に振り向いてもらえなかったように、恋人からもいつかは見捨てられるに違いないという思いで不安になり、「それならいっそ自分のほうから」と、恋愛関係を壊してしまう行動を取らせる。そして恋人と別れた後、「ほら、やっぱり私は誰からも愛されないんだわ」という思いが正しかったことを再確認し、どこかホッとするのだった。

何のために原因探しにエネルギーを注いだのか

さて、過食の原因に本人が気づけば、症状はおのずと軽くなってゆくはずだ。当時のぼくはそう考えていた。

また、彼女の気づきを促すために、彼女と母親がゆっくりと話をする機会を持ってもらい、自分が小さい頃から、何を感じ、どう考えていたかを、母親に伝えてもらうようにした。そして、その時の母親の反応や、自分がどう感じ、何を考えたかを、次の診察でまた詳しく聞くという作業を繰り返していった。

そして、初診から一年。

治療は失敗に終わる。結局、彼女の過食はまったく治らなかったのだ。

彼女と母親との関係も、ある程度の理解が生じたようにも見え、これはいけると思っていたにもかかわらず、過食は相変わらず繰り返された。

原因は見つけたのに、である。もっとも当時は、原因のさらに奥に、まだ本人が気づいていない本当の原因があるに違いないと思うことで、自分を慰めていたのだが……。

心療内科に来る患者さんには、症状や問題行動の背景に、幼少期の問題が絡んでいるケースが多い。特に拒食症、過食症という摂食障害の患者さんの場合、かなりの割合を占めるのではないだろうか。だからこそ幼少期の問題は、心療内科においては、患者さんの症状を理解するうえで、見逃すことのできない重要な要素として扱われている。そして、患者さん自らも、幼少期の問題に気づくことで、治癒への第一歩が始まると考えていることが多い。

しかし、ぼくの経験から言えば、心療内科において、こうしたアプローチだけで治療として成功することは少ない。

第一、患者さんが、自分の問題の背後に潜んでいる原因に自ら気づくまでじっくりと待つというのは、かなりの時間と労力を必要とする。おしゃべり好きの患者さんにとっては、ずっと聞いてもらえるので、「あー、すっきりとした」という気分を味わうことができるが、心療内科を訪れる大半の患者さんは、現在の症状を何とかしてほしいと思っている。

患者さんは、症状をやわらげる具体的な方法がすぐにでも知りたいのだが、医者はあれこれ時間をかけて原因を探ろうとする。場合によっては、患者さん自身が心の奥深くに横たわっていた、隠れた原因に気づくこともあるが、それで症状がやわらぐとは限らない。心の奥に横たわっていた原因の、さらに奥に本当の原因があるに違いないと信じながら、再び同じような作業を繰り返す。それでも症状がやわらがないのであれば、医者も患者さんも、一体今まで何のために、長い時間と労力をかけてきたのだろうという気持ちになってしまう。

確かに幼少体験を分析し、因果関係を見つけ出すことは、医者が患者さんの抱える問題を理解するうえでは非常に役に立つ。しかしぼく自身の経験から言えば、幼少体験の分析による原因探しが、直接治療になるという印象を持てなかったのである。もっとも、ぼくの治療があまりにも未熟で浅はかすぎるゆえ、患者さんは治らなかったという指摘をされたとしても、まったく反論することはできないのだが……。

さて、前述の過食の患者さんに対しては、かなりの時間と労力と熱意を注ぎ込んだが、結果はご覧の通りである。この頃からぼくは、果たして原因探しは治療に結び付くのか、という疑問を持つようになっていった。そして、問題を解決し病気を治すためには、必ずしも原因を知る必要はないのでは、と徐々に考え始めることになる。

治った人はいません？

ある大学病院のデータによると、摂食障害（拒食症・過食症）患者の治癒率は三割から四割程度だそうだ。もちろん治癒率は各患者さんの重症度に大きく左右されるし、何をもって治癒したと見なすかという治癒基準によっても違ってくるが、このデータを見てもわかるように、摂食障害は確かに治療が難しい疾患の一つである。学会などでも摂食障害についての取り組みはよく報告される。さまざまな角度からの研究報告は非常に参考になるのだが、最近ちょっと気になる発表があった。

発表者は、過食の発症と幼少期に起こった問題との関連に着目し、分析を続けている臨床心理士である。発表によれば、発症の原因はそのほとんどが幼少期の問題に起因していることが明らかになったという。その後、治療で重要なのは、幼少期に受けた本人の傷を、自らが気づくところにある、という趣旨の説明があり、次に症例の詳しい報告が行われた。中には、二年もかけて患者さん自身に過去を語らせ、原因に気づかせたという例もある。こうした分析的治療は、現在も何人かの患者さんに対して継続しており、今後も根気よく、地道に治療を続けていきたいと思っている、と締めくくられた。

発表が終わると、会場から一つの質問が出た。

「ところでお聞きしたいのは、患者さんの中で良くなった人はどれくらいいるか、ということなんですが？」

発表者は、ややためらいがちにこう答えた。

「残念ながら、まだ治ったと言えるような人はいません」

会場の一角で、このやりとりを聞いた時、「これは数年前の自分の姿そっくりだ」と感じていた。

ぼくも、以前はこの発表者と同じように、何かというとすぐ病気の原因を、幼い頃の体験や両親・家族との関係に求めようとする時期があった。とにかく幼少期に関する質問をやたらと連発し、何とかその因果関係を探ろうと試みていたものだ。

患者さんの怒り

その熱心さが災いして、患者さんを怒らせてしまった経験もある。

「そんな昔のことばかり質問して、一体何の関係があるんですか！」

ある中年の女性は、こう怒鳴って帰ってしまったのである。今から考えると、いやはや恥ずかしい限りである。この患者さんは他の病院の心療内科でも、同じような質問ばかりを受けていたのだろう。患者さんにしてみれば、原因不明の頭痛を何とかしてもらいたいだけなのに、医者は何かというと幼少期のことばかり聞く。求められれば話もするが、結局、頭痛は治らない。いくつかの病院で同様の経験をし、今度こそ頭痛を治してもらおうと、ぼくの前に座る。

「どうされましたか?」「いつ頃から?」「どんな時に頭痛がひどくなりますか?」といったお決まりの質問をすることで、大まかな情報をまず集める。

彼女がイライラしながら、話をしていたのはよくわかった。しかし心療内科であるぼくは、どうしても心理的な面についても聞かざるを得なかった。なぜならば、そこにこそ頭痛の原因があると考えていたからである。

「では少し、小さい頃の話を聞きたいんですが」

ぼくは丁重に聞いたつもりだったが、彼女にはもう、そんな話ができるような心の余裕はなかった。

「そんなことはどうでもいいですから、とにかくこの頭痛を何とかしてください!」

彼女のイライラは絶頂に達していた。

「あなたの頭痛を治すためには、どうしてもご両親との関係や、どのような環境で育てられたかを……」

「そんな昔のことばかり質問して、一体何の関係があるんですか!　もういいです!」

ついに彼女はキレた。全身に怒りをあらわにして、診察室の椅子を蹴飛ばして、さっさと出ていってしまった。

「こんなところ、二度と来ません！」

彼女のこの捨て台詞は、今でも耳に残っている。

今考えれば、彼女がプッツンするのも当たり前だが、当時のぼくは、こう思っていた。

〈この患者さんは、幼少期の問題を抑圧し、それに直面することを、いつもこうやって避けてしまうので、いつまで経っても頭痛が治らないんだろうな〉


誤解のないように、改めて言っておきたいが、ぼくは、患者さんの幼少期の問題を探ることは、まったく治療には役立たないと言っているわけではない。ただ、原因探しにこだわってしまうと、本当の意味での治療というものが見えなくなってしまうことが多いのでは、と言いたいだけである。患者さん自身が、自分の幼少体験における問題に気づくことによって、その病気が治る場合も確かにある。しかし、たいていの場合は、「あっ、そうか！」と、その原因らしきものに気づき、一時的には晴れ晴れとするのだが、すぐにまた元に戻ってしまうのである。なぜならば原因らしきものがわかったとしても、では具体的に今何をすればいいのかということは一向にわからないので、結局気づいただけで終わってしまうからだ。どんな治療法を行おうと、それは治療者の自由であるが、しかし結果的に、その患者さんの現在の症状や、それに対する思いや行動に変化が起こらなければあまり意味がない。そうするためには、幼少期の問題を探り、原因探しをするよりも、患者さんの現在の行動に変化をもたらす、何か具体的なことをするほうが、より良い場合が多いのではないかと思っている。

そんなことを考えるようになってから、ぼくは徐々に、幼少期に潜む原因探しにこだわることをやめていった。

しかし、以前のぼくも含め、幼少期の体験に潜む問題を探ることにかなりのエネルギーを注いでいる治療者は少なくない。心の問題も、機械の故障と同様に考え、その原因を探り、それが見つかれば、心の問題も治すことができるという機械論的発想で治療が行われていることが多い。しかし、患者さんの心は機械ではないのだから、これでは出口のない迷路へと入ってしまう。

それにもかかわらず、多くの治療者が、なぜ原因探しに情熱を傾けるのか？

さまざまなデータを収集・分析し、病気との因果関係を探索するといった作業は、知的好奇心を満たしてくれるものであり、実際、パズルを解いているようで、やっていて楽しい。作業の結果、この患者さんが、なぜ心身症になってしまったのか、といったことが明らかになると、治療者にとっても、とても大きな満足感を持つことができる。同時に「原因がわかれば治療できる」と思い込んでいる治療者にとっては、これで患者さんも治るかもしれないという期待感も高まる。治療者にそんな思いを持たせてくれることが、もしかしたら、ついつい原因探しという作業にのめり込ませてしまう一つの大きな要因になっているのかもしれない。

原因の正体は？

真の原因は本当に見つけられるのか？

西洋医学では、病気の治療をするには、その原因を見つけることが重要だと考えられていることは先にも述べた通りである。しかし本当に、病気の真の原因なんて見つけることができるのであろうか。ここでは、その点について少々述べることにする。

例えば、心身症の一つである心筋梗塞《こうそく》について考えてみよう。これは、心臓の筋肉に栄養や酸素を送る冠動脈が詰まって、心筋に血液が行かなくなるため、その部分の組織が死んでしまうことによって生じる。では、心筋梗塞の原因は何か。当然、冠動脈が詰まったことである。そのため、治療としては、その冠動脈を広げたり、手術によって詰まった部分を新しい血管に取り替える。しかしせっかくこのような治療をしても、また冠動脈が詰まってしまうこともよくある。それは、冠動脈を詰まらせやすくする要因があるからだ。

この要因には、コレステロール値が高いとか、ヘビースモーカーであるとか、肥満であるとか、攻撃的な性格を持っているとか、いろいろとある。このような要因が取り除ければ、当然、心筋梗塞になる危険性はずいぶんと減るが、これがなかなか取り除けない。肥満の人に痩せなさいと言っても、ついつい食べてしまうし、ヘビースモーカーの人に禁煙するよう説得しても、頭ではわかっていながら、なかなかやめられないのが現実である。

そうなると今度は、これらの行動を引き起こしてしまう原因に着目することになる。例えばストレスである。もしかしたら家庭内がうまくいかないことでイライラが高じ、ついつい食べ物やたばこに手を伸ばしてしまうのかもしれないし、会社での中間管理職という立場上、毎日仕事で追い詰められていることがストレスの原因なのかもしれない。

しかし、根本の原因となると、さらに突き詰める必要がある。家庭内がうまくいかないのは、妻の性格がきついからとか、自分の性格が暗いからということになるので、その原因をさらに探っていく。すると幼少期の家庭環境や、両親からの影響、さらにはその両親に影響を及ぼしたと考えられる、両親の両親について……と、きりなく延々と続くことになる。

さらに困ったことに、これらの身体的要因や食生活などの生活パターン、人間関係、職場環境、本人の性格などが、単純に縦糸だけでつながっているというわけではない。太い横糸や細い横糸でも結び付いているため、全体としては複雑に絡み合っており、何が本当の原因になりうるものなのかが、はっきりと決められないのが現実の世界である。

また、身体的な観点からでもまったく同様なことが言える。例えば毎日たくさんのカロリーを食べてもあまり太らない人がいるかと思えば、ちょっと食べただけですぐに太ってしまう人もいる。違いが起こる原因の一つが、遺伝子異常による脂肪組織の機能低下（熱産生機構の異常）である。しかし、機能低下が起こる原因を見つけるためには、分子レベルでの研究が必要となり、さらには原子レベルの研究、素粒子の……とこれもまたエンドレスの世界に突入してしまう。そして、当然のことながら、これらの分子、原子、素粒子のレベルにおいても、お互いが相互関係を持ち、複雑に結び付いているため、一つの根本的な原因を見つけることは、不可能に等しいわけである。

仮に、原因が見つかったとしても、それはあくまで、相互関係やつながりをできる限り切り捨て、問題を単純化するという作業の結果、見つけ出されたものであり、現実の姿や世界を必ずしも正しく反映しているとは限らない。また、現実の世界は、さまざまな要因が複雑に絡み合った世界であるから、現実の姿を歪めないためにも、そのつながりや関係性を大切にしようとすれば、問題が複雑すぎて、原因を特定できなくなる。ということは、要するに、現実の世界においては、原因らしきものを見つけることはできても、真の原因を見つけることなど不可能だということになる。

では、本当の原因が見つからなければ、治療のしようがなく、病気を治すことはできないのだろうか？

そんなことはない。原因などわからなくても、治ってしまう病気や症状は、毎日のように経験している。風邪もそうである。原因が何のウイルスであろうが、八割以上の風邪は、自然に治る。もちろん、風邪をこじらせて、細菌感染による肺炎になった時などは、原因菌を見つける努力をして、適切な抗生物質を使うといった対処をする必要があるので、ある程度の原因探しは必要であることは言うまでもない。

要するに、エンドレスの原因探しに走ったり、どんな病気でも原因を見つける必要があると思い込んでしまうことが問題なのである。壊れた時計は、その原因を見つけなければ再び動き出すことはないが、人の病気は必ずしもそうではない。機械と人間は違う。どうもわれわれは、病気を治すためには、原因がわからなければならないという幻想に取りつかれやすい。

原因だと思ったことが原因となる不思議

身体症状の原因を心の面に求めたとしても、真の原因を特定することは不可能であることは先にも述べた通りである。しかし、裏を返せば、どんなことでも真の原因になりうるということでもある。しかもその原因を、患者さんが真の原因だと確信すると、時には症状が良くなってしまうこともあるから不思議なものだ。

例えば、こんな患者さんがいた。七十四歳のおばあちゃん。歩くと、地面が波打って揺れるような感じのするフラフラ感があり、特に夕方になるとそれがきつくなる。これまで一年以上もあちこちの病院を回り、処方された薬も飲んできたがどうしても治らない、という患者さんである。

症状が現れるようになったのは、奈良の飛鳥に行く団体のバス旅行に参加して以来だという。

「バスから降りて、石舞台というところを見学するというんで、駐車場から歩かされて……。若いバスガイドが先頭に立って歩いてました。そやけど、いつまで経っても着かないから、みんなは『バスガイドが道間違えたんやで』とか言い合ってましたわ。わたしもそうやと思ってましたから、バスガイドに言うたったんですわ。あんた、道間違えたんやろって。そしたらこれが強情な女で、自分の間違いを絶対に認めようとせんのです。絶対間違っとるんですよ。みんなとっくにわかっとることです。もう腹が立って、腹が立って……。それ以来ですわ。こんなめまいがするようになったのは」

おばあちゃんによれば、今までに行ったすべての病院で、この話をしたという。

「私は、あのバスガイドに歩かされたことが原因で、めまいが起こるようになったんやと思うんですけど」

今までかかった耳鼻科、脳神経外科、神経内科などでは、さまざまな検査をされたり、いろいろな処方がなされた。しかし結局は、「バスガイドさんがどうのこうのなんてことは、この症状とはまったく関係ありません。もしそうだとしたら、それまでにもさんざん歩いているわけですから、もっと以前に症状が現れてもいいはずです」と言われたうえで、メニエール病の可能性があるとか、小さな脳梗塞が関係しているかもしれないとか、自律神経の働きが乱れたことが原因でしょう、等々の説明がなされるのが落ちであった。中には、そんなことにこだわること自体がストレスを生み出し、それがめまいの原因だと指摘する医者もいたが、このおばあちゃんはまったく納得できなかった。

ここでぼくは、おばあちゃんの言い分をあっさりと認めてあげた。

「おばあちゃん、まさにそうですよ。バスガイドさんにさんざん歩かされたことが、ふらついたり、めまいがすることの原因ですよ。時々あるんですよねえ、こういうのが。間違いありません！」

「やっぱりそうでしょ。私はずっとそうだと思ってましたよ。やっぱりねえ」

ようやくわかってもらえたという、満足感に満ちた表情を浮かべ、その日は診察室をあとにした。

次回の診察に来た時、おばあちゃんはすっかり治っていた。前回の診察で、自分のことがわかってもらえたため、それでスーッとして、めまい、ふらつき感がすっかり取れてしまったという。よって治療はこれで終了。良かった、良かった、パチパチである。

おばあちゃんは、めまいの原因がバスガイドのミスでさんざん歩かされたことにあると思い込んでいたが、どの病院でもそれが正しいとは認めてもらえなかった。

「どうして、私の話がわかってもらえんのか？」

という思いが、意識はしないまでも、心の奥底に溜まり続けていく。そして、このわだかまりがあったがために、いくら薬を飲んでも症状はなくならなかったのではないだろうか。バスガイド事件が本当の原因かどうかは、実際にはわかりようがないが、ただ「あなたの思っていることは正しいですよ」という一言で、心がすっかり晴れて、症状が良くなったことだけは事実である。

医者の真実と患者さんの真実

医者は誰でも、自分が医学的に正しいと信じている知識や価値基準を持っている。たとえそれが、どんなに正しいことであったとしても、患者さんが納得もしていないのに、無理やりそれを押し付けようとすれば、信頼関係が壊れ、治療はうまくいかない。患者さんにしても、この先生なら信頼できると思うからこそ、つらい治療でもがんばって続けられるわけである。

しかし通常は、医学的、科学的、客観的事実が真実であり、それが絶対的に正しいことであると思い込んでしまいがちである。だからこそ、バスガイドさんのミスなど、原因として決して認めないのである。

しかし患者さんにとっては、バスガイドさんのミスがめまいの原因であり、真実なのである。

誰が何と言おうと、その患者さんにとっては、それが真実なのである。医者にとって、医学的な知識が真実であるのと同じように。

それを否定して、その人が受け入れられないような価値観や考え――それがたとえ、どんなに医学的に見て正しいことであったとしても――を押し付けようとすることは、無理というものである。医者にとっての真実があるように、患者さんにとっての真実もある。それならば、どんなに理解しにくいことであったとしても、まずはこの患者さんにとってはそれが真実なんだと認めてあげるわけである。するとそこには、信頼関係が形成され、強い結び付きができる。そして、患者さんも、わかってもらえてうれしいという気持ちを持つことができるし、この思いが、実は患者さんの中にある心の治癒力を引き出す原動力となるのである。

もちろん、それだけですべてが解決するわけではないが、少なくとも、その後の本格的な治療を行っていくための、大切な第一歩となることだけは確かである。このおばあちゃんのように、「患者さんにとっての真実」を真実だと認めただけで、症状の改善をみることもあるが、通常は、この第一歩を足がかりとして、心の治癒力を最大限に発揮させるための治療的介入を、その患者さんに沿った形で行っていくことになる。

こんなふうに、患者さんが原因だと思ったことは、それが実は真の原因でなくても、〝真の原因〟になり得てしまうのである。このことは、医者が提示した原因を、患者さんが本当の原因だと思い、納得してくれた場合にも成立する。

例えば、ある患者さんは、体のだるさが取れず、いろいろな病院を回って調べてもらったが、結局はどこにも異常は見つからず、精神的なものだと片づけられていた。しかし、この患者さんは「こんなに体がしんどいんだから、異常がないわけがない、必ずどこかに何かがあるはずだ」と思い込んでいた。そこでこの患者さんに対して、血液の検査をし、甲状腺ホルモンの値が正常下限であることを理由に、「あなたは甲状腺機能低下ですよ、ほら、甲状腺ホルモンの値がこんなに低いでしょう、これが体のだるさの原因だったんですね」と説明したところ、「やっぱり、異常がありましたか」と、とても満足気にうなずいていた。そこで本人に、今の段階では甲状腺の薬はいらないこと、少し運動をすることで治すことも可能であること、などを説明した。結局この患者さんは、甲状腺機能低下症という病名に満足し、初診から一カ月後には元気さを取り戻してきた。

この場合などは、原因と思われるものを、医者が患者さんに提示し、それを患者さんが納得し、結果的にはそれが治療になったという例である。このように、医者が提示した原因を、患者さんが本当の原因だと思ってくれたならば、それも立派な原因となりうるのである。もっとも医者が提示する原因のほうが、患者さんが勝手に思い込んだ原因よりも、医学的、客観的な理屈を付ける分だけ、本当の原因らしく見えるわけであるが（ぼくの場合は、そうとは限らないのだが……）。

いずれの場合にせよ、結果的に患者さんが原因だと思ったことが原因となってしまうことは多い。それを医者が認めてくれたならば、これはまさにお墨付きをもらったようなもので、「それが原因かもしれない」という思いは、「やっぱり」という確信に変わる。すると、時にはそれだけで症状の改善をみることもあるのだ。

「原因探し」という「意味づけ探し」

今までさんざん、原因探しそのものは、直接的に治療には結び付かないと言ってきたが、実はそう言い切ってしまうと、これがまた「間違った思い込み」になってしまうのである。先ほどの甲状腺機能低下症の患者さんの場合も、絶対に何か身体的な異常があるに違いないと思い込んでいたが、それを決して否定することなく、きちんと「原因探し」を行い、その結果、しっかりと「原因もどき」をひっぱり出してくることが、治療上、重要であったわけだ。これは〈患者さんにとっての真実が真実である〉という立場に基づいた介入の仕方であり、これら一連の原因探し的行動そのものが、立派な治療となるのである。

「あなたがそんなことにこだわってばかりいるから、いつまで経っても症状が良くならないんですよ」などと言ってしまえば、それで信頼関係は崩れてしまい、治療は進まなくなってしまう。たとえ、その患者さんのこだわりが、体のだるさを持続させていたとしても、これは医者にとっては、真実になりうるかもしれないが、患者さんにとっては信頼関係を壊すための道具にしかならないのである。

患者さんは、自分の症状がどんな原因からくるのかがわからないと、とても不安になるものだ。そんな時には、患者さんが納得できるような意味づけを探し出し、説明してあげればそれでいいのだ。こちらが説明する症状の意味づけが、患者さんの胸にストンと落ち、「なるほど」とうなずくことができるようなものであれば、それが真の原因でなくても、治療のスタート地点に立つことができる。要するに、原因探しは、患者さんの症状に対する「意味づけ探し」なのである。

そんな意味で、もし患者さんが自分の幼少期に原因があると思い込み、お母さんとの関係にこだわっているんであれば、ぼくは大いに幼少期の体験を聞き出し、治療に役立てるようにしている。

「あなたはお母さんに、厳しく育てられた。本当はもっとお母さんに甘えたかったのに、それをさせてもらえなかった。そんなお母さんでも、子供のあなたにとっては、大切なお母さんだったから、見捨てられたら困る。そのため、『良い子』になり、いつもお母さんの顔色をうかがいながら、行動していた。『良い子』でいれば、きっとお母さんは自分のことを大切にしてくれると信じて。でも実際はそうではなかった。『良い子』でいるのが当たり前と思われてしまい、結局は厳しいだけで、甘えることはできなかった。そんな状況で育ったため、今でも人に甘えることができないし、ついつい他人の顔色をうかがってしまう癖がついてしまったのでしょう。そんな自分にちょっと疲れてきたのかもしれないね。それが現在の症状として現れてきているのでしょう」

こんな説明をしてあげれば、幼少期の体験が現在の症状と関係があると考えている患者さんにとっては、「なるほど」と思える意味づけとなる。それによって、モヤモヤしていた心のわだかまりが晴れ、「この先生は私のことをちゃんとわかってくれている」という思いも引き出すことができる。当然、信頼関係も生まれ、そうなれば、今後の治療もスムーズに進む。あとは次の段階に歩を進めていくだけである。

診断が先か、治療が先か

診断名へのこだわり

西洋医学の分野で、原因探しに勝るとも劣らず重要視されているのが、診断名を付けることである。なぜならば、原因がわからないと治療ができないと思われているのと同様、診断がつかないと適切な治療ができないと思われているからだ。

確かに、胃潰瘍とか気管支喘息、潰瘍性大腸炎といった疾患（いずれも代表的な心身症）の場合は、診断が確定すれば、薬を使った適切な治療をすることができる。しかしストレス病の中には、痛みやめまい、持続的な下痢や吐き気といった、はっきりとした症状があるにもかかわらず、いくら検査をしても器質的な異常が認められないため、とりあえずは、自律神経失調症とか慢性胃炎、慢性疼痛といった「曖昧な」病名を付けて茶を濁すことが多いのが現状である（実は、ぼくは曖昧なのが好きなので、このような病名を付けることには賛成なのだが）。

ところが、熱心な医者ほど、曖昧な病名に甘んじることなく、一生懸命になって検査を繰り返し、はっきりとした原因を見つけ、正確な診断をつけようとする。その努力は、時として効を奏し、劇的な治癒へと導くこともあるが、たいていは空しい努力に終わることが多く、中には、そのしつこいまでの検査のために、かえって病状を悪化させたり、主治医との信頼関係を失う結果をもたらすことも少なくない。

前に紹介しためまいのおばあちゃんも、甲状腺機能低下症の患者さんも、正確な診断を下していなくても、ちゃんと良くなっている。現実的には、正確な診断がつけられないことよりも、現在苦しんでいる患者さんを目の前にしながら、何ら具体的な治療が始まらないことのほうが問題である。

確かに、曖昧な診断名が付けられている患者さんの中には、時々ガンが隠れていたりする場合もあるので、細心の注意を払う必要はある。だからぼくの場合、当然それなりの検査はする。ガンなどの見逃してはいけない重大な病気だけはチェックするためである。

しかし、それでははっきりしたものが見つからない場合は、あまり深入りせず、すぐさま治療に入ってしまう。患者さんにとって、病名が必要であれば、それなりの病名（ぼくは自律神経失調症が好きなのだが）を付ける。もしストレスや心理的要因が大きく影響している疾患であれば、原因や診断名が明確でなくても十分に治療をしていくことは可能であり、それで良くなれば何ら問題はない。仮に良くならなければ、何か見逃している器質的な疾患があるのではと考え、必要に応じて検査は繰り返す。このようにしていけば、患者さんに大きな負担（身体的、精神的、経済的）をかけるような検査は、必要最小限に抑えることができるし、治療も早く進むというわけである。

要するに、検査をしてもはっきりとした診断がつけられない場合は、無理に診断を確定せず、とりあえず治療をしてみる。良くなればそれでよし。良くならなければまた検査をして考える。診断があって治療があるのではなく、先に治療があって、診断は後からつけるといったやり方をすることが多いのである（もっとも治ってしまったあとから診断をつけるのだから、ずいぶんと不正確だとは思うが）。

ぼくは医学の目的を、正確な診断をつけることではなく、患者さんを治すことだと思っている。だから診断よりも治療を優先するのである。そして治療に役立つと考えた場合のみ、診断をつけるための努力をする。はなはだいい加減で、手抜きの医者だと思われるかもしれないが、これが患者さんの立場を尊重した、ぼくなりの考え方である。

治療につながる「いい病名」

正確な診断名を付けることが、病気を治すことにつながらない場合もある。

先日、他の病院で仮面うつ病だと診断された患者さんがやってきた。年齢は二十六歳。大手企業の秘書課に勤めているという知的な雰囲気の女性である。

彼女の話によると、ここ半年ぐらい体の調子がおかしいなと感じていた。仕事は神経を使うことが多く、精神的なストレスも溜まりやすい。会社の同僚に相談すると、早く病院へ行ったほうがいいと言われたので、近くの開業医に診てもらうことにした。

「あなた、仮面うつ病やね」

この病名に、彼女はたいへんなショックを受けた。「うつ」は彼女がいちばん恐れていた病名だったのだ。というのも、彼女のおばが昔からうつ病で苦しんでいるのを身近に見ていたからである。彼女とおばは顔も、性格もそっくりと言われてきた。そのおばがうつ病になったことで、彼女はいつか自分も同じことになりはしまいかと心配するようになった。自分はおばとは違うと言い聞かせるのだが、もしかしたらと考えてしまう。彼女はそんな不安を抱えながら、これまで過ごしてきた。

仮面うつ病は、普通のうつ病のように精神症状が前面に現れるのではなく、身体症状が前面に現れるところに特徴がある。本人は多少の抑うつ気分はあったとしても、中心となる症状は身体症状のほうである。典型的な症状は、体がだるい、眠れない、食欲がない、頭が痛い、といったもので、周りの人間からすれば、少し元気がなさそうに見えるぐらいだから、とてもうつ病という感じはしないし、本人もその自覚がないことが多い。つまりうつの精神的症状が、身体的症状という仮面で隠されてしまっているという意味で、仮面うつ病という病名が付けられている。

しかし、彼女の場合、仮面うつ病だと言われても、それは「うつ病」としか聞こえなかった。完全な精神疾患だと思い込んでしまい、ひどく落ち込むことになったのである。そのこともあってか、医者からもらった抗うつ剤も、副作用が出て、飲むとかえって調子が悪くなるとのことで、すぐに服用するのをやめてしまっていた。


彼女の状態を正確に診断するならば、仮面うつ病は適切な診断名だ。開業医の診断は決して誤診ではない。しかしこの時、ぼくはあえて彼女にその診断名を使わなかった。彼女にとって「うつ」と付く病名は死刑宣告にも等しい。ぼくがまた仮面うつ病だと言えば、彼女がさらに落ち込むことは目に見えており、決して今後の治療にはいい影響を与えない。彼女は「うつ」と診断されたくないし、できれば違う病名を付けてほしいと思っている。

こんなことを考えながら、ぼくは彼女に診断を下した。


「これは仮面うつ病とは違いますよ」

「えっ！　違うんですか？」

「違いますねえ。これは明らかに自律神経失調症です。仮面うつ病とは症状が似ているから、医者もよく間違えるんですよねえ。あはは」

「ああ良かった！　本当に心配だったんです。これで安心しました」

実際、仮面うつ病と自律神経失調症を厳密に区別することは不可能であろう。だからこの診断も決して間違っているわけではない。ともかく彼女は、この一言で落ち着きを取り戻し、その後の治療も順調に進んでいった。

病名とは怖いものである。病名一つで、患者さんを元気にすることもできるし、逆に悪くすることもできる。診断名が治療にいい効果を与える場合はいいのだが、逆の場合は、死刑宣告に等しいものにもなりかねない。特に病名が精神疾患を連想させるものは、治療者側の配慮が必要になる。

別の話だが、自分は自律神経失調症だと思い込んでいる患者さんがいた。本当は明らかなパニック障害の患者さんである。

「先生、自律神経失調症というのは、自律神経という体の神経のバランスが崩れることによって起こる病気ですよねえ」

この患者さんは、現在の症状を、心の問題だとされることに強い抵抗を持っており、あくまで体の病気だと言い張っていた。そして自律神経失調症と考えることで、自分の症状を精神的なものからではなく、体の病だと位置づけていた。この時もぼくは、あえてパニック障害という、心理的要因が関与することを連想させるような病名を付けることはせず、患者さんの思い込んでいる病名のままにしておいた。

「まさにその通り、自律神経失調症です」

病名はどうであれ、治療はできる。それならば、正確な診断名にこだわらず、治療に役立つような診断名を付けるほうが、患者さんのためになるのではないだろうか。ぼくは、正確な診断を、そのまま機械的に患者さんに告げることだけが、医者の正しい態度だとは思わない。医者という仕事の目的は、あくまでも患者さんの病気を治すことにある。特にストレス関連病の治療では、その後の治療につながるような「いい病名」を付けることも、医者の大切な仕事ではないだろうか。

III章　患者さんは治療の目的地を知っている

人は自分を癒す力を持っている

体の治癒力と心の治癒力との関係

どんな人でも皆、自分を癒す力を持っている。これはぼくの治療の根底にある考えである。この癒す力、すなわち患者さんの持っている心や体の治癒力をいかにうまく引き出すことができるかが、ぼくの治療の要と言ってもよい。そこで、これからの話を理解しやすくするために、初めに図を見ながら、治療の考え方の全体像を簡単に説明しておくことにする。

まずは体の治癒力と心の治癒力について説明することにしよう。例えば、ちょっとしたケガや風邪程度ならば、何もしなくても治ってしまうことがほとんどだ。これは私たちの体には、それらを治す自己治癒力が存在しているからだ。これを体の治癒力と呼ぶことにしよう。一方、傷が治る力は何も体だけではなく、心にも存在している。例えば、何かしらの理由で、悲しんだり、落ち込んだりすることはよくある。しかし、一度そうなったら、二度と元に戻れないかというとそんなことはない。ある程度の時間が経過すれば、どんな人でも少しは落ち着いてく

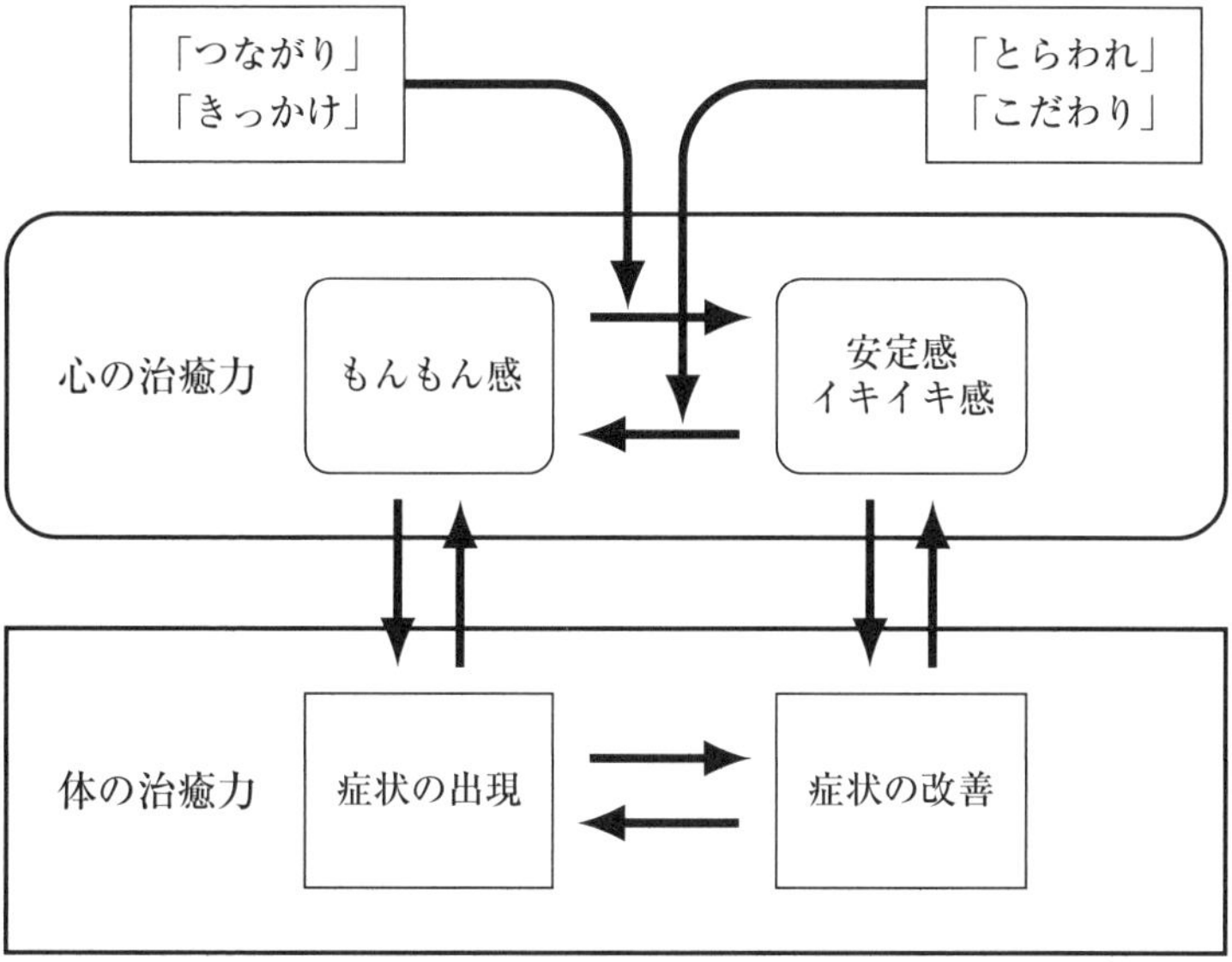

体の治癒力と心の治癒力との関係

るものである。これが心の治癒力である。体の傷と同様、心の傷も、自らの力で癒すことができるのである。

さて、今度はこれを縦の関係で見てみることにしよう。もんもん感、すなわちストレス状態の時には、体の治癒力は抑制され、十分な力を発揮できなくなってしまうため、さまざまな身体症状が出現することになる。一方、安定感やイキイキ感は、体の治癒力を刺激、活性化するので、身体症状の軽減をもたらすことになる。要するに、心の状態が変化すれば、体の状態にも変化が起こるということである。言い換えるならば、心の治癒力は体の治癒力に大きな影響を与えるということである。

次に、心の治癒力を刺激したり、抑制したりする仕組みについて簡単に説明しよう。もんもんとした状態から、安定感やイキイキ感が感じられるような状態になれば、自ずと身体症状にも改善が見られる。このような変化をもたらすものが、「つながり」や「きっかけ」である。つながりにはいろいろなものがある。主治医とのつながりをはじめとし、家族や親友とのつながり、会社、ペット、自然など、さまざまなつながりがある。そしてこれらのつながりが、患者さんに安心感や信頼感、イキイキ感をもたらすことになる。また、きっかけについても同様なことが言える。例えば、患者さんに「この先生は私のことをちゃんとわかってくれた」と思ってもらえるようなかかわりや、「あっ、そうか」といった気づきをもたらすようなひと言が、患者さんの心の状態に変化を及ぼすきっかけとなるわけだ。さらに成功体験も重要なきっかけの一つとなる。患者さんにうまくいったという体験をしてもらえれば、自ずと「自分もできるんだ」といった気持ちになる。このような心の変化が起これば、当然症状も改善してくる。また、言葉によるコミュニケーションのみならず、薬の投与や点滴も、患者さんに安心感や信頼感をもたらす重要なきっかけとなる。要するに、どんな方法であれ、目の前の患者さんに安心感や信頼感、「自分もできるんだ」という自己効力感をもたらすようなつながりやきっかけが持てれば、自ずと症状は改善されるのである。

一方、心の治癒力を抑制する要因もある。それが「とらわれ」や「こだわり」である。この背景には、間違った思いこみ、すなわち「ねばならない」思考があることはすでに述べた。これがあると、たとえ気持ちが安定したとしても、すぐにまた、もとのもんもんとした状態に逆戻りしてしまうのである。そのため、症状も一時的にはよくなっても、すぐにまたぶり返すといったことになる。これでは、患者さんもよくなったという思いを持つことはできない。このぶり返しを防ぐためには、とらわれの気持ちを外す作業が必要となる。もしもうまくとらわれを外すことができたならば、心の治癒力を抑制する要因がなくなるので、本来の力を発揮できるようになる。それだけでも十分に安定感をもたらすことができるが、そこに適切な「きっかけ」があれば、イキイキ感や充実感といったさらなる高いエネルギー状態になることが可能となる。当然、そうなれば身体症状もより改善されるというわけだ。

以上をまとめると次のようになる。心の治癒力は、「とらわれ」や「こだわり」をうまく外し、適切な「つながり」や「きっかけ」を与えることで、その本来の力を最大限に発揮することができるようになる。その結果、体の治癒力も刺激、活性化されるため、症状も自ずと改善されるというわけである。このように、心に治癒力をうまく引き出す作業を、各々の患者さんにあったやり方でやっていくのが、ぼくの治療のまさに核となる部分である。

信頼関係が心の治癒力を引き出す

心の治癒力を引き出すきっかけにはさまざまなものがあるが、そのうち最も重要なものが医者と患者さんの信頼関係だ。例えば「先生の顔を見ただけで、胸の苦しいのがスーッと取れてしまいました」というのも、患者さんの心の治癒力を、信頼関係によってうまく引き出した結果だ。この信頼関係を築くことが、患者さんの持つ心の治癒力を引き出し、症状の軽減をもたらすのに、いかに重要かを思い知らされた経験がある。

その患者さんは七十歳のおばあさん。三十年来の全身痛で悩んでいた人だ。息子さんに連れられ、車椅子で診察室にやってきた。全身痩せ衰え、今にも崩れ落ちそうな体つきで、いつも顔を苦痛で歪めながら、弱々しい声でボソボソッとしゃべる。とにかく一日中、頭、首、腕、背中、腰、足が痛み、どんな鎮痛剤を飲んでもまったく効かない。彼女の望みは、とにかく一分でいいから、この痛みを取ってほしいという、ただそれだけだった。

ところが話を聞き始めて、「こりゃ、ちょっとのことじゃダメだ」と思った。患者さんのご主人は、地方の有力者。そのため、全国のありとあらゆる有名な医者や、大学病院の教授のところをＶＩＰ待遇で訪れ、診察を受けた。だが、いくら調べても痛みの原因はわからない。結局三十年間、いろいろな病院を転々としていた。

心療内科医としてまだ三年ほどの経験しかなかった当時、ぼくがこの患者さんにしてあげられることは、とにかく話を聞くことくらいだった。四十分ほど話を聞いたが、一体何をどうしていいのかさっぱりわからない。すでに嫌というほどの検査と、一流といわれている医者によるさまざまな治療がなされてきているのだから、今さらぼくがすることなどあるはずがない。とりあえず申しわけ程度に、弱めの抗うつ剤を一種類だけ出して茶を濁しておいた。

別れ際、彼女はにこやかな顔つきで、こう言ってくれた。

「私は三十年間、いろんな先生に診てもらいましたが、どの先生も、ろくに私の話なんか聞いてくれずに、ただ検査をするだけで、結局この痛みや苦しみなんか、全然わかってくれませんでした。中には『痛いなんて、ちょっとオーバーじゃないの』とか『本当に痛いんですか？』などと言う先生もいました。でも今日は、本当に良かったです。こんなに私の話を聞いてもらったのは初めてですし、私がどんなにつらかったかもわかってもらえて、本当にうれしかったです。本当に、本当にありがとうございました」

彼女は何度も何度も、深々とお辞儀をして、息子さんに連れられ、診察室をあとにした。

それから二週間後、再び車椅子に乗って、この患者さんは外来に現れた。初診の時の、あの苦痛に歪んだ表情はなく、ニコニコした顔だ。

「先生、本当にありがとうございました。お陰様で、あれほど痛かったのが、今は一日のうち半分くらいは、まったく痛みのないときがあるんですよ」

ぼくも、彼女の言葉に最初は半信半疑だったが、息子さんも、「母はずいぶんと変わってきて、全然痛そうな様子がない時があるんです」と、驚いている。

しかし、驚いたのはぼくのほうだ。本当に痛みが軽くなり、その後も、多少の波はあったものの、以前のように一日中痛いということはなくなった。

この患者さんにしたことといえば、ただひたすら話を聞いたことと、申しわけ程度の薬を処方しただけである。薬そのものが劇的な効果をもたらしたのだと言われれば、そうではないと断定できるはっきりとした根拠はない。しかし、三十年来続いている痛みが取れてしまうというのは、やはり〈この先生は、私の痛みをちゃんとわかってくれた〉と感じてくれたことで信頼関係ができ、その結果、彼女の心の治癒力がうまく引き出され、症状が軽くなったのではないかと考えている。

信頼関係を持つだけでも、これだけの劇的な症状の変化が起こりうるということを、この患者さんから学んだ。その後、臨床経験を積むにつれ、信頼関係がなければ、どんなに優れた治療も効果は半減されるということがわかってきた。信頼関係があるからこそ、さまざまな治療が生きてくる。そして患者さんの持つ心の治癒力もうまく引き出すことができるのである。

信頼関係を築けるのはなにも医者だけの特権ではない。家族や友人、知人など、その人を信じてあげられれば、誰でも心の治癒力を引き出すことができ、症状を軽減させてあげることも可能となるわけである。傲慢で態度の悪い医者よりも、仲の良い友人のほうが「名医」なのかもしれない。そういう意味では、誰もが医者になりうる存在と言えるのではないだろうか。

患者さんが目的地を知っている

自律神経失調症、慢性疼痛、パニック障害、拒食症・過食症……。

これまでぼくは心療内科医として、心が関係する病に悩む多くの患者さんに接してきたが、その背景に心理的な要因が強く関わっているこれらの病気は、問題を抱えている患者さん自身の思いや行動が変化することが、とても重要であるということを、臨床経験の中から学んできた。そして、病気を治すには、どんなことをすれば良いのかということを、実は、患者さん自身がすでに知っていて、それはしばしば医者の思いと隔たりがあるということもわかってきた。

通常の身体的病気、例えば骨折とか肺炎であれば、医者は治療法を知っている。この場合は、身体的要因がかなり大きなウエートを占めているので、抗生物質を投与したり、ギプスを巻くといった機械的な作業のみで治すことは十分に可能である。しかし、身体的要因と心理的要因の両方が関与している心身症などの場合には、そう簡単にはいかないことが多い。

なぜならば、心理的要因には主観的な側面が強いため、マニュアル的な方法がなく、機械的な対処ができないからである。そのため、どの心療内科医も苦労するわけである。

ぼくの場合も、しばしば患者さんを自分の考えの枠にはめ込むことが多かった。

治療者は自分の持つ知識や経験に基づく価値観が、目の前の患者さんにも適用すると思い込み、「これが正しいことなんだから、とにかくあなたもこうしなさい」と言わんばかりに、無理やりにひっぱっていこうとしがちである。だが、それは、治療者が最も適切だと勝手に思い込んでいるだけのことで、患者さんにとっては、最も適切であるとは必ずしも言えない。当然治療にうまく乗らず、病気も良くならないということにもなってしまうのである。

しかし、本来は、その人の今までの人生経験や、価値観、現在の生活環境や社会環境といった全体的な立場に立ったうえで、「今、この患者さんにとって、最も適切なことは何か」ということを考えながら、対処していく必要がある。

ぼくは、ある時からこちらがゴールを設定し、そこに何とか連れていこうと必死になるのをやめ、〈具体的に何をしたら良いのかは、患者さん自身が知っている〉という仮説のもとで治療を進めていくことにした。そして〈患者さんは、自分を癒す力を持っている〉と信じたのである。すると意外にも、治療がスムーズに進み、患者さんが自分で勝手に治っていくようになったのである。つまり患者さんは最初からゴールへの道を知っているのだが、今はいろいろな事情で道を見失っている。この時、医者がすべきことは、患者さん自身が持っている心の治癒力をうまく引き出すだけのことである。それさえできれば、あとは、その時の、その状況の、その立場における最も適切な方向や、何をしたらよいのかを患者さん自身が選択し、動き出してくれるのである。なぜならば、患者さんはみんな、目的地を知っているからである。あとは、その目的地に向かって歩き出した患者さんに、ぼくはただついていくだけである。

こんな考えのもとで、ぼくは治療を進めていくのだが、以下このイメージをどこか頭の片隅に置いて読み進んでもらえればありがたい。

こだわりを外す

こだわってはいけない、というこだわり

人は誰でも、何かしらのこだわりを持っている。

例えば、インテリアの趣味、食べ物の嗜好、ファッションセンス……。衣・食・住といった日常生活の場面においては、人は特に独特のこだわりを見せる。

この人ならいかにも、というこだわり。まさかあの人が、というこだわり。ほんの些細な日常生活の一コマに、その人なりのこだわりを発見した時、何だかその人の人間性までがわかったような気がした経験はないだろうか。

人はこだわりを通して個性や人間性を表現し、持ち味を発揮する。言ってみればこだわりは、人の生き方を味付けするスパイスみたいなものである。

先日、テレビのバラエティー番組をついつい見続けてしまったのも、そんな人間のこだわり

の世界が展開されていたからだ。番組のテーマは、ずばり、「夫の浮気はどこまで許せるか」。司会者が手にするボードには、浮気のシチュエーションがいろいろ書かれている。出演者たちは、このボードにある項目を参考にして、ああでもない、こうでもないと、自分の考えを述べるのである。シチュエーションは「一緒に食事をする」といった軽いものから、「一泊旅行をする」といったシリアスなものまでずらっと並んでいる。他にも「贈り物をもらう」「手をつなぐ」「キスをする」「一度だけ寝る」など、いろいろあったのだが、残念ながらすべてを書き出せるほどには覚えていない。

当たり前のことだが、番組の中で出された意見は各人各様まったくバラバラで、とりとめがない。街角を歩く女性たちの意見も紹介していたが、すべてが許せないという人から、かなりのところまで許せる人まで、人それぞれまったく違うのである。

さて、ぼくが面白いと感じたのは、人によっては問題にならないような些細なことが、ある人にとっては絶対に許せない行為になってしまうことだった。

「一度寝ることぐらいは許せるが、手をつなぐことだけはどうしても許せない」

こんなこだわりを見せる人がいた。

「セックスは単なる出来心なのでそんなに目くじらを立てるほどではないが、手をつなぐという行為には、そこに愛情を感じるから絶対に許せない」というのが、その人のこだわりの理由である。

また別の人は、「冗談のキスぐらいは許せるけど、二人きりの食事はだめ」と答えていた。「二人だけの食事は親密度の表現だから嫌だ」と言うのだ。

それぞれの答えの中に、その人なりのこだわりが見え、またそのこだわりに対しては、それぞれもっともな理由がくっついてくるあたりがこの番組のいちばん面白いところだった。

こんなこだわりの感覚は、誰もが持っているものだ。そして普段なら、そのこだわりはそれぞれの個性となって発揮されていく。しかし現実の中で、しばしばそのこだわりのために、人は他人と対立し、自分をがんじがらめにしてしまう。時にはそれがさまざまな身体症状として現れる場合もある。

心療内科を訪れる患者さんたちは、言ってみれば自分のこだわりや持ち味が、うまく機能していない状態にある。そのためストレスが高じ、ついには病気となる。こんな視点で患者さんを見ていけば、治療の第一歩は、この「こだわり」をどう扱うかがたいへん重要な問題になってくることがわかる。

患者さんの抱える問題を解決するための最初のステップ——それが、ここでのテーマだ。

さっそく実際のケースを参考にしながら見ていこう。

気にするなと言われても……

患者さんは二十八歳の女性。四歳年上の夫を持つ主婦である。症状は、頭重感と全身倦怠感で、特に精神的な落ち込みがひどい。

この患者さんの抱えていた悩みが、夫の浮気問題だった。とはいっても、世間一般で考えられているような浮気、例えば「相手と関係を持った」というような行為を、夫が実際に行ったわけではない。

結婚は四年前。平和な家庭生活にひびが入ったのは、職場の同僚である女性から夫が誕生日のプレゼントをもらってきたことがきっかけだった。夫が持ち帰ったプレゼントのネクタイを見た彼女は、夫に訳を問いただした。夫にはやましいところは何もない。ただ正直に同僚の女性からもらったのだと打ち明けた。しかし、どうしても彼女は納得しない。その晩二人の会話は堂々巡りが続いた。

その日を境に、彼女の行動がおかしくなったのである。夫が勤める会社には、数時間毎に電話を入れるようになった。家に帰るのが遅れた晩は、ヒステリックに理由を問いただす。時には退社時間に、会社の前で夫が出てくるのを待つこともあった。夫の不倫を心配する彼女は、夫の行動を常に監視するようになり、極度に神経をとがらせていった。

しばらくすると、さらに様子がおかしくなっていった。食欲不振、落ち込み、ヒステリー。最初のうちは誠実に対応していた夫も、こんな状態では次第に参ってくる。プレゼントが発端だったことは確かだが、なぜ妻がここまでこだわるのかが、どうしても理解できない。とうとう夫は妻を引きずるように、ある病院の精神科に連れていった。

だが、「プレゼントをもらったぐらいでは浮気とは言えない。だんなさんを信じなさい。落ち込まず、元気を出すように」と、ごく常識的なアドバイスを繰り返す医者に、彼女は不信感を抱き、二度とこの病院には行かなかった。

頭痛や体のだるさで起き上がれないといった症状が出始めたのは、その一カ月後である。そのうえ、彼女の口からは、自殺をほのめかすような言動も漏れるようになってきた。夫に連れられて、彼女がぼくの診察室を訪れたのは、こんな状態の時である。

当初は、精神安定剤を処方し、彼女の自殺を思い止まらせることだけで精いっぱいだった。こちらがどんな言葉を投げかけても、心は硬く閉ざされたまま開かない。こちらの質問には少ない言葉で答えてくれるのだが、治療は進展しない。ただ、わかったことは、彼女の抱える問題に、幼少期の体験が濃い影を落としていることだった。彼女は父の浮気が原因で両親が離婚するという経験をしている。しかしそれがわかったからといって、彼女の問題が解決されるわけではなかった。

進展が見られたのは、初診からほぼ三カ月経ったある日のことである。その時、ぼくと彼女の間にはこんな会話があった。

「先生、前に診てもらったお医者さんは、『プレゼントぐらいで浮気なんて』と言ってたでしょ。友だちなんかにもよく同じこと言われるんですよ。『あんた、気にしすぎよ』って。でも、私そうじゃないと思うんです。だって夫にその気がなかったら、プレゼントなんて受け取るはずがないですよ。相手の女性は夫に気がある。これは確かでしょ？　受け取るほうも、そんなことぐらいはわかるはずですよね。それを受け取ってくるんだから、これは夫も相手に気があるということですよ。これって立派な不倫だと思うんですよね。私にとっては、もうこれは相手と寝たも同然なんです」

「そりゃ、そうですよ。プレゼントを受け取るなんてもってのほかでしょう。ぼくもこれは、ご主人が不倫をしたと言われても仕方ないと思いますよ。ご主人はどうしてそんなことしちゃったのかなあ？　奥さんが怒るのも無理ないですよ」

「いや、先生もそう思われますか。みんな私のこと神経質すぎるって言うんですよ。そりゃ、私だって、あんまり気にしすぎたらだめだということぐらいわかっているんです。でも、どうしても気になるからしょうがないんです」

「あなたは、小さい頃にお父さんが浮気をしたのを経験して、とても心が傷ついた体験がある。

そんなことがあったなら、誰だって今のあなたと同じ状態になってもまったくおかしくないですよ。だんなさんのことが気になるのは当たり前でしょう」

「そうですよね。昔のことはもう忘れて、なんて思ってたんですが、だめですね。頭では、もう気にするのはやめようと思っても、ふとプレゼントをもらった時のことが出てきて、やっぱりどうしても許せないんです」

「そうそう。許してあげなければ、なんて考えることないですよ。逆にそう思おうとするから、さらにイライラが増し、不安定な状態になってしまう。だから、今は許そうなんて思わないほうがいいですよ」

「そうですね。許せないんだから、許そうなんて思わなくてもいいんですよね」

彼女は自分に言い聞かせるようにしながら納得している様子だった。

この三カ月間は、何を質問しても、けだるそうな表情で答えていた彼女が、初めてぼくとの会話を楽しんでいるようなのだ。この間、彼女の言うことには決して否定的な言葉を返さないように心がけてきた。どうやらやっと信頼関係が築けたようである。彼女の口調もこれまでとは違って、ずいぶんリラックスしたものになっていた。

自分のこだわりを受け入れる

この時、やっと彼女は「今の自分でいいんだ」と思えるようになった。それまでの彼女は、

「夫の浮気をそこまで気にするのはやめよう」と頭では考えながらも、その反面、「どうしても気になってしまう」というジレンマの状態に陥っていた。頭で考えることと、心で感じることが一致しないのだ。それが、ふと「気にするのが当たり前で、自然なんだ」と思えた瞬間に、心のしばりが外れたわけである。

彼女にとっての心の声は、「夫がプレゼントを受け取ったこと自体がすでに浮気だ。だから夫は決して許せない」という思いだった。この彼女の価値観をこちらが最初から否定してしまえば、彼女の心は引き裂かれた状態のままでいるしかない。しかし、彼女にずっと寄り添い、その価値観を否定せず、「気にするのが当たり前、許せないのが当たり前、それでいいんだよ」と心の声に許可を与え続けた。するといつしかその言葉によって、ホッと一息つける瞬間が訪れる。

ただし、ここでプラスアルファの要素が必要になってくる。もしここで、ぼくが単なる言葉だけの承認を与えたとしても、本人はその承認を納得して受け入れることができない。彼女の納得感を得るために必要なことは、彼女のこだわりが自然で当たり前のものだと感じられるような意味づけをして返してあげることである。

この場合は、以前に聞いていた幼少期の体験談を取り入れ、こだわりの原因（意味づけ）を説明したわけだ。彼女が受け入れやすい説明であることだけが重要で、治療上有効であれば、どんな説明でもかまわないのである。

心の声が認められることによってリラックスした状態になれば、彼女は今までとは違った視点で問題をとらえることができるようになってくる。いわばそれまでトップの位置に入っていたギアがニュートラルの位置に戻り、エンジンが一定の回転で心地よく回っている状態になるのである。

その結果、その後のぼくの話も受け入れられやすくなり、思いや行動が変化するチャンスも増えたわけである。

その後彼女は、時には不安定な状態になることもあったが、治療はおおむね順調に進んでいった。初診から一年後、精神安定剤もまったく必要がなくなり、体の症状も頭が時々痛む程度にまで軽減した。夫の浮気は今でも気にはなるという。しかし、だからといって日常生活に支障をきたすほどの混乱はない。そんな安定した状態にまで、回復していったのである。

「今のままでいいよ」

こんなふうに、治療の出発点である「こだわり」の扱いは重要である。

病院にやってくる患者さんは、「過食をやめなくては」「病気を治さなければ」と思い込んでいるものだ。周囲からも「そんなことしていてはダメ」「もっとがんばれ」と言われ、それがプレッシャーとなり、ますます病状は悪くなっていく場合が多い。

治療における最初のポイントは、医者の価値観や世間の常識を患者さんに押し付けないことである。例えば、落ち込んでいる人には、

「もう少しがんばってみようよ」

と励ます。あるいは感情を抑えつけ、言いたいことが言えない人がいれば、

「もっと素直に感情を表現して、言いたいことを言ってみて」

とアドバイスする。症状が気になって仕方ないという人には、

「そんなこと気にしないで」

と注意する。

こんな一見常識的とも思える医者の言葉が、患者さんを傷つけてしまうことになる。なぜなら、患者さんは一般的には常識と思える考え方や行動が、今はやろうと思ってもできない状況にあるからこそ悩んでいるのであって、こんな時に常識的なアドバイスをしても、それは「できないことをやりなさい」と言われていることと同じだからだ。患者さんが心の奥底で感じている思いとは、まったく正反対の考えを押し付けても患者さんは苦しむだけである。

こんな時に、「今のままでいいよ」とか「今は治す必要はないですよ」と言ってくれる医者がいれば、患者さんもずいぶんと安心するものである。

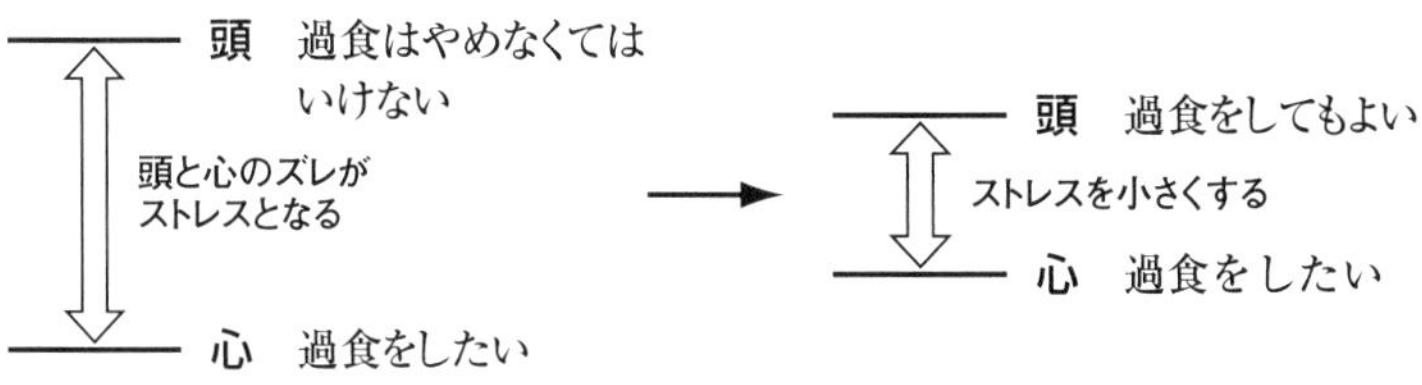
頭　過食はやめなくてはいけない
頭と心のズレがストレスとなる
心　過食をしたい
頭　過食をしてもよい
ストレスを小さくする
心　過食をしたい

心療内科を訪れる患者さんは、頭と心が分裂状態にあり、そこで生まれるジレンマに悩まされている。頭では「こうあらねば」と考える。心では「でも、今はできない。そうしたくない」と感じている。その両者が正面からぶつかり合うと、お互いが一歩も引かない状態になってしまう。そこを解決するには、頭で考えることと、心で感じることを一致させるしかないのだが、普通、人間は頭で考える常識的で理想的なイメージに、自分の心の思いを一致させようとしてしまう。すなわち、「過食をしたい」と心で感じているものを、「過食はやめなくては」という考えに同調させようとするのである。

しかし、すでに心が感じてしまっている思いは、自分にとっての真実の世界であり、理屈や常識ではどうにもならないということが多い。嫌なものは嫌だし、できないものはできないのである。それを、いくら理屈をこね回して、そんなこと思っていてはいけない、もっとがんばらなくてはと、必死になって自分に言い聞かそうと思っても、嫌いなものを好きにさせることなど、そう簡単にできはしない。にもかかわらず、そうしなくてはいけないという「偏見」（これを「常識」と呼ぶ人もいるが）にとらわれてしまい、何とかしようと一生懸命になる。

その結果どうなるか。こんなにがんばっても、やっぱりできなかったと意気消沈し、さらに落ち込みをひどくするのが関の山である。

このジレンマを解決するためには、発想の転換が必要だ。すなわち、頭で考えていることに心の声を一致させるのではなく、心の声に、頭で考えていることを一致させればいいのである。「過食をしたい」という心の声に、「今は過食をしてもいいんだ」と頭の中の考えが同調すれば、両者は一致したことになる。このほうがずっと簡単である。なぜならば、それはもうすでに、できてしまっていること——つまり、現状をそのまま受け入れることだからである。あとは、いかに頭を納得させてあげるかということだけである。

では、心の思いに頭の考えを一致させ、頭を納得させるにはどうしたらよいか。それは、患者さんの心の声に、まず耳を傾け、許可を出してあげるのである。その際よく使う言葉が「今のままでいいよ」である。

この「今のままでいいよ」というキーワードを使って、患者さんの頭と心を一致させる作業に入る。治療の最初では、いつも「今のままでいいよ」と患者さんに声をかけ、心の声に従えば楽になるよと暗にささやきかけるのである。そして次に、今のままでいい理由を、本人が納得できるように説明してあげる。

「あなたは今過食をすることで、喜びを感じ、ストレスを発散し、それで今のつらい仕事を何とかやっていくエネルギーを供給している。過食をすることで、何とかがんばっていける状態をつくっているのだから、今は過食が必要なんだよ」

その理由に、患者さんが「あっ、そうか」と思ってくれたら、その瞬間に頭の中の考えは「そうか、今は過食をしていてもいいんだな」と、あっさり変わる。これで、頭と心は一致するので、一瞬にして安心感が生まれ、スーッと楽になるのである。

この作業は治療が進んだ段階でも、患者さんがまた行き詰まってしまったならば、いつでも行うことができる。例えば、治療がだいぶ進んで症状もなくなってくると、今度は良くなっていること自体が不安だと訴えてくる人が時々いる。「今は順調なんです。でも、またしんどくなったらどうしようとか、あれこれと悪いことを考えてしまい、それでまた不安になってしまうんです」といった具合である。このような場合も、初診の時とまったく同様で、その新たな問題に対してバラバラになってしまっている頭と心を、再び一致させてあげればいいだけのことである。

その際、うっかり心を頭に一致させようとしてしまい、「順調な時くらい、心配するのはやめましょうよ」などと言ってしまうと、「それはわかっているんですけど、でもやっぱり心配になっちゃうんですよ」といった返事が返ってきてしまい、堂々巡りに入り込むことになる。そうではなくて、頭を心に一致させてあげるのである。

例えば、ぼくはこんな言い方をする。

「悪いことを考えて不安になる。それでいいんです。だって心配するというのは、いざという時のためのクッションでしょ。もし何かあった時はショックをやわらげてくれるんですよ。つまり、あれこれと心配するということは、あなたにとって必要なことだから、今のままでいいんですよ」

するとと患者さんも、こだわりが少なくなり、頭と心は一致してくる。結果的には、あまり心配しなくなるから不思議なものである。

仮に心配し続けたとしても、「心配はクッションであり、必要なことだ」と言っているわけだから、いっこうにかまわない。結局、どちらに転ぼうがいいのである。要は、少しでも楽になり、それが治療に結び付けば。

問題の解決に目を向けよう

土台づくりと問題の解決

先日、ある男性の患者さんがこんなことをしゃべっていた。

「この頃、近所の人から、『ずいぶん良くなったねえ』と言われるようになりましてね。『どんな治療をしているのか?』って、聞かれることもあるんですよ。向こうにしてみたら興味があるんでしょうね。それで、自分でも思い返してみるんですが、どうもうまく説明できないんですよね。だから、いつも、『ただ先生と雑談してるだけなんだよ』なんて言うしかないんですが……。まあ、雑談していたら、そのうち何となく良くなってきたといった感じですよね」

「あはは! 雑談ねえ。まあ、ほとんど雑談しているようなもんだけどね。そうしたら、あなたが勝手に良くなっていってしまったといったところかな。でも、雑談とは面白いこと言いますねえ」

〈雑談をしていたら、知らず知らずのうちに治ってしまった〉

患者さんからこんなことを言われると妙にうれしくなる。実際にはこの患者さんは、十数年来、体のさまざまな症状で苦しんでいた人であり、けっこう治療に苦労したほうであった。ぼくとしてはもちろん、あれこれと考えながら治療を進めていったのだが（もちろん雑談もするが、これも治療の一環）、そのような印象をあまり与えずに、治療を進めることができたのだろう。そして、なんやかんや言いながらも、〈自分の力でやっていけるんだな〉と、患者さんが感じてくれたので、ぼくにとっても、最も望ましいと思う形となった。ぼくは、病気は患者さん自らが治し、治療者はそれを援助するだけだと考えている。だから患者さんが自分の力で治すことができたと思ってもらえたならば、「してやったり」となるのである。

患者さんは当然、喜びや自信がついてくる。今後、何かあっても、自分一人でやっていけそうだという思いを持つことができる。結果的には、ぼくがいちいち関与しなくてもすむようになるわけだから、こちらにとっても楽である。ぼくみたいな面倒くさがり屋の医者にとっては、まったくもって好都合なことである。

ではここで少々「雑談」の中身を整理して、骨格となるポイントだけでも取り出しておこう。

ぼくは治療の流れの中で、大きく分けて二つのことをやっている。

一つは、

「問題を解決するために必要な土台づくり」

もう一つが、

「患者さんの抱える問題や症状に対し、それらの解決そのものに患者さんが向かっていけるような手助け」

である。


前半の土台づくりの部分は、『こだわりを外す』の項ですでに述べてあるので、ここでは、後半の、どのようにして心の治癒力を引き出し、患者さんを解決に向かわせるか、すなわちいかにして適切な「きっかけ」をつくり出すかについて見ていくことにしよう。

解決を引き出すための二つの治療法

今までさんざん、問題となる症状や行動の背景には、心理的要因が関与していると言い続けてきたが、実際には、引き金となる心理的要因が、簡単には見つからない場合もけっこうある。こんなケースの場合、実は、現在の症状や病気自体が大きなストレスとなっているというパターンが多い。つまり、自分の症状や病気自体が不安や心配の材料であり、その存在そのものが、症状を悪くする心理的要因になっているのである。きっかけは、ちょっとした身体的な病気（風邪や急性腸炎など）や外傷による痛みだったのかもしれないが、一度悪循環のパターンに入り込んでしまうと、いつの間にかそのきっかけは忘れ去られ、現在の症状にどっぷりと浸かりきってしまうのである。

このパターンがよく見かけられるのは、自律神経失調症や慢性疼痛、過食症、ある種の過敏性腸症候群、神経性頻尿、パニック障害などである。もちろん、はっきりとした心理的要因が存在している場合も多いので、容易なパターン化はできないが、「そんな傾向が強いと思われる」程度のニュアンスでとらえてもらえればありがたい。

心理的要因がはっきりと存在するかどうかは別にして、このようなストレスが関連する疾患の治療は、ケースによって二通りに分かれる。一つは、症状そのものや、背景に横たわる心理的な問題を直接扱う場合――つまり、痛みやめまいといった症状を、少しずつ軽くしたり、患者さんの間違った思い込みを変えながら問題を解決していく方法である。もう一つは、あえて症状や心理的問題を扱わない場合――つまり、症状や問題はあるが、それには一切触れず、例外的に症状が気にならない、あるいは一時的に問題が解決している瞬間を発見し、その体験を広げていくことによって解決に向かう方法である。普通は後者のほうが、患者さんの訴える症状に巻き込まれないですむから、治療がスムーズに進むことが多い。もちろん両者を組み合わせながら治療を進める場合もしばしばある。

要は、どのような方法をとるにせよ、患者さんの持つ心の治癒力をうまく引き出すことができさえすればいい。心の治癒力を最も引き出しやすい場所は、問題や症状以外の部分であることが多いが、もちろん問題や症状そのものに直接焦点を当てるほうが有効である場合もある。引き出しやすい場所を見つけられるか否かに、治療者の腕の良し悪しは関係ない。ただ、心の治癒力を引き出そうとする視点を持っているかどうか、だけである。

ほんのわずかな成功体験を積み重ねる

まずは症状を直接扱わないほうの治療について見ていくことにしよう。

通常、患者さんは症状について、こと細かにあれこれと話をしてくれる。多分たくさん話して、情報をできるだけ多く提供したほうが、医者も正確な判断がしやすくなり、より的確な治療ができるのではと思っているのだろう。確かに、大変役立つものもあるが、しかし実際には、直接治療に結び付くような情報というのはめったにないものである。なぜならば、患者さんの訴えは、「この間、すごくしんどくなることがあったんです」「こんなことをしたら、急に痛くなってきたんです」といった具合に、あたかもこの症状の原因を早く見つけて、病気を治してくださいと言わんばかりの情報がほとんどである。

前にも述べたように、心理的要因が関与している病気では、いくら原因を見つけても、患者さんの理解には役立つが、治療には直接役立たないことが多い。そのような情報ではなくて、「どんなことをしたら、症状がましになったか」といったような、たまたまでもよいから症状が改善したことの情報のほうが、治療には役立つのである。

患者さんの目からみれば問題や症状はいつもあるので、頭は常にそれらに占領されている。毎日の生活の中でもいつもそれらに苦しみ、悩み続けているわけだ。しかし、人間は不思議なもので、四六時中いつも悩み続け、苦しみ続けられるものでもない。よくよく見てみると、たとえほんの少しであっても、それらから解放されている時間が存在しているものだ。

たまたま何かの拍子で問題にうまく対処できたとか、他のことに気を奪われ、症状を忘れてしまっていたとか……。このような「すでにできてしまっていること」は、日常生活の中では、ほんの些細なことであったり、取るに足らない例外的なことのように思われるかもしれないが、実はこれらを見つけ出し、集めていけば、問題はおのずと解決の方向へと向かっていくのだ。

これはまさに「砂金集め」のようなものである。川底の砂の代わりに、患者さんの日常生活を網でザクッとすくう。そして、その中にほんの少しキラッと輝く「例外」という砂金を集めていく。その際、一緒にすくわれる、症状の訴えや悪くなった原因と思われるような「ただの砂」は、集めてもあまり価値はないので、とりあえずは横に置いておく。集められた一キロの砂の中に、砂金はたったの〇・一グラム。しかしこの〇・一グラムの砂金のほうが、一キロの砂よりもずっと集める意味があるのである。

こんなことを患者さんと一緒になって続けていくと、いつの間にか、患者さんの症状や病気が良くなってしまうこともよくあるのだ。

痛みが軽くなる行動を増やす

患者さんは六十八歳の男性。

実は二年前に奥さんを胃ガンで亡くされている。奥さんはもともと胃潰瘍の患者として町の開業医で治療を受けていたそうだ。ところが大きな病院で検査を受けると、すでに胃ガンの末期だということがわかった。彼は怒り、普段から治療に通っていた医院に怒鳴り込んだ。しかし奥さんの病気はどうなるものでもない。結局それから数カ月後に奥さんは亡くなった。夫婦仲が良く、絆が強かっただけに、大きな孤独感が残された。長年連れ添ってきた奥さんに先立たれたことがさびしくてたまらないのだ。

それから二年。「いつまでもくよくよしていてもしょうがない」「忘れないといけないなあ」と思っても、ふと思い出し、泣いてしまうことがある。そんな時、「なんて弱い人間なんだろう」と自分を叱るのだが……。

そんな状況のもと、半年くらい前から背中の痛みが始まった。この診察室に来る前は、整形外科や神経内科、麻酔科で治療を受け、薬も飲んできたがいっこうに治らない。症状はますますひどくなり、食欲もほとんどなくなってしまう。ひどい痛みのために、一日のほとんどを家で寝て過ごす毎日が続いている。

「背中が痛くなると、つい、あいつのことが思い出されてね。もし生きてたら背中をなでてくれたやろうなあ、とかいろいろ考えてしまうんですわ。そんなことを考えれば考えるほど、よけいにつらくなってしまって……」

初診では、患者さんからの話をひとまずじっくりと聞く。だいたいの話を聞き終えてから、ぼくはおもむろに口を開いた。

「奥さんを亡くされて、二年経ったとしても、忘れられるものではないでしょう。ましてや、これだけ奥さんへの思いが強ければ、よけいに忘れられるものではありません。これまでの強い絆から考えれば、今でも思い出し、悲しくなるのは当然でしょう。だから、今は悲しんだり、くよくよしたりしていてもまったくかまいません。いや、むしろそうしていないといけない時期なのかもしれません。そうすることで、溜まっているものを吐き出し、それでうまくバランスを取っているのでしょうね。だから、今のような状態をしばらく続けておいてください」

患者さんは、「いつまでもくよくよしていてはいけない」「自分は弱い人間だ」という思い込みが心のしばりとなっている。そこでいつものようにまずぼくは、患者さんの心のしばりを外す作業から始めた。悲しんだり、くよくよしていてもかわまないよと、理由を付けて、言ってあげるわけである。

たったこれだけのことで良くなる患者さんもいるが、慢性疼痛は、もう少し治療的な関わりを持つ必要がある。この場合は、あまり症状を扱わないで治療を進めていくことにした。

患者さんはみな、痛みを何とかしたいと思っており、それを取ろうと必死になるあまり、より一層症状へのこだわりが増す。こんな場合、症状を良くするためには、できるだけその症状は扱わないという、一見矛盾するような治療法が効果を発揮する。

「あなたの痛みは、この間ずいぶんといろいろな治療をしてきたけれども良くならず、半年も続いてますよねえ。こんなつらい症状を持ちながらも、どうやって毎日を過ごしてこれたんですか」

「どんなふうにと言われても、取り立ててはないですけどねえ」

「しかし、こんなにしんどい症状を持ちながら、今までやってこれたというのは紛れもない事実ですよねえ。ということは、そこには何か症状をうまくコントロールするコツみたいなものがあるはずなんですが、それをぜひ教えていただきたいんです」

「そんなこと言われてもねえ……コツねえ……」

「例えば、こんなことをすると少しは症状が楽だとか……」

「いや、一日中ずっと痛いですよ。まあ、銭湯に行く時くらいですかねえ、多少ましだというのは」

「へー、ああそうですか。では銭湯に行く時は楽になるんですね？」

「まあ、昔から銭湯は好きやからね。確かに銭湯に行くとましになりますなあ」

「他にはどんなことがありますか」

「まあ、散歩している時も、多少はましですかねえ、気が紛れるせいかもしれませんが」

銭湯や散歩に行くことが心の治癒力の引き出し口になる——このように、患者さんは勝手に答えを教えてくれる。すでに患者さんは、どうしたら問題を解決していけるのかを知っているのである。

「それだけ痛みがあって、一日中寝ていらっしゃるのに、自分から銭湯に行ったり、散歩したりするというのは、かなりなもんですねえ。それができるだけでも十分です。これからもそれはぜひ続けてください。その結果、何か変化が出てきますので、次回の診察の時には、どんなことが変わってきたかを教えてください。最初はとても小さな変化なので、なかなかわかりにくいかもしれませんが、注意して見ていただければ必ずわかると思います。今後の治療をしていくうえで、とても重要な情報になりますので」

「わかりました。やってみます。あ、それから先生。私、背中が痛くなりだしてから、体重がすごく減ってしまいまして、以前は六十七キロあったのが、今では五十三キロです。どうしても食欲が出なくて痩せていくばっかりでねえ。でも、この体重が増えてきたら、病気も良くなりそうな気がするんですが、どうでしょう?」

「それは、確かにそうだと思いますよ。体重が増えればきっと良くなるでしょうねえ。だから好きなものでいいですから、少しずつでも食べるようにしてみてください」

こんなことを話して、最初の診察は終わった。「体重が増えれば治る」ことについては、医学的根拠などないのだが、〈患者さんが真実だと思っていることが真実〉であるから、ぼくは、「その通り」と答えたのである。次の診察は二週間後となった。

「どうやって？」で積み重なる成功体験

「痛みのほうはどうですか？」

「いや、特にそんなに変わらんですねぇ」

「そうですか。まったく変わらんですかねぇ」

「うーん、ちょっとは楽になったかな」

とにかく、ここではちょっとでも楽になったという状況を聞き出せればよい。

通常、患者さんにとっては、すごく良くなった状態が変わった状態であり、少しだけ良くなったくらいでは、あまり変わっていないと感じる傾向にある。

しかし、たとえほんの少しの変化であったとしても、変わったことにはかわりはない。それが気のせいであろうが、思い違いだろうがかまわない。とにかく〈変わったんだ〉という思いを引き出すことが治療上、とても重要になってくる。そのためには、変わっていないと言われても、あきらめずに聞き返すしつこさが必要である。

「では、今までのうちで痛みが最もひどかった状態を十とし、まったく痛みがない状態をゼロとしたならば、今の痛みはどのくらいですか？」

「そうですねえ。七ぐらいかなあ〜」

「えっ？　以前は十あった痛みが七になってしまったんですか？」

背中の痛みはだいぶ良くなっているようだ。ここで次の質問に入っていく。

「一体どうやってそんなに痛みをやわらげることができたのか、ぜひ聞かせてください」

「いや〜、どうやってと言われても……。ただ天気のいい日は少し散歩して、それから銭湯には毎日行くようにしてただけですが……」

ぼくは患者さんとの会話の中で、いつも「どうやって、どうやって」と質問する。そうすると患者さんは、勝手にいろいろと良くなった理由を考えてくれるのだ。

患者さんは考えた理由を自分で言いながら、「ああ、そうか。天気のいい日に散歩すると、けっこう良くなるんだな」といったことを心の中でつぶやいているはずである。そのような心のつぶやきをさせることが、治療上とても重要なのである。なぜならば、このつぶやきが、まさに心の治癒力を引き出す原動力だからである。そしてこのようなことを重ねていくことで、心の治癒力を最大限に引き出すことができ、その結果として症状も改善するのである。

ただ単に治療者が、素晴らしいですねと褒めるだけではそうはいかない。〈お世辞を言っとるわ〉と思われるだけで終わってしまうことも多く、中には褒められるのを嫌う人もいるからである（自分に自信のない人などには比較的多い）。だから褒めるだけでは、心の治癒力を十分に引き出すことはできず、治療としては不十分なものになってしまうどころか、かえって治療者に不信感を抱かせ、症状を悪化させてしまうことすらある。

「では、もし七の状態が六になったとしたならば、どんなことができるようになってきますかねえ」

「そうですねえ、もう少し散歩が長くできるようになるかなあ」

「他には？」

「ふむ〜、碁を打ちに出かけたり……、もう少し食事が食べられるようになるかなあ」

このように、今よりももう少しだけ良くなった状態では、何が違ってくるか、どんなことができるようになっているか、といったような質問をすることで、「こんなことをしたらいいのかもしれないなあ」という思いを引き出すわけだ。するとその思いは、さらなる行動を促すことになり、今度は、「こんなこともできるんだ」という自信を引き出してくれることになる。そしてその積み重ねの善循環が、さらなる症状の軽減を導くことになる。

「それとね先生、体重も下がらなくなったんですよ。これ以上下がったらどうしようと心配してたんですけど。すこし食欲も出てきて、今までお粥みたいなものしか食べられなかったのが、ご飯を食べたくなったんですよ。これももしかしたら関係があるのかもしれませんねえ」

「そうですね、それは確かにあると思いますよ。それに、こんなしんどい状況であるにもかかわらず、あなたは散歩をしたり、毎日銭湯へ行ったりもしていましたよねえ。そんな行動をされたからこそ、多分、痛みも十から七に減らすことができたんではないかと思います。今のこの状態で、これだけのことができれば、もう十分でしょう。今はこれ以上、あれこれやろうなんて思わないで結構ですよ。あとは、このままの状態を続けてくださればそれで十分ですから」

「このままの状態を続けてくださればそれで結構です」という言葉は、実は、もう少しがんばってみようかなという思いを引き出す仕掛けである。「ああ、今の状態でいいんだな」と安心すれば、人はうれしくなる。そうなれば人間不思議なもので、「もう少しやってみようかな」という気持ちになってしまう。

三回目の診察となる一カ月後。症状のことを聞くと、背中の痛みは八十パーセントぐらい取れたと答えてくれた。体重も少し上がってきたようだ。

今回も例のごとく、「どうやって八十パーセントも取れたんですか」と質問を重ねていく。そして、「これもみんな、自分自身でやったことですからね」と、患者さん自身の力で痛みを軽減させることができたということを強調する。

今回、患者さんが語った理由は、「毎日三十分ばかり散歩すること」「規則正しい生活をすること」「以前好きだった碁をまた打ち始めたこと」だった。前回の診察で、彼が言っていた予言（?・）通り、碁もちゃんと打ち始めていた。患者さん自身が、自分で心地よいと思える状態になるための行動を、自分で引き出し、行い、それが拡大していったのである。

結局そんなことをしているうちに、次の四回目の診察では、背中の痛みがすっかりなくなっていた。これで治療は終わりである。

患者さん自身はもちろん、治療者も、たまたまうまくやれたことや、わずかにうまくやれていることを、単なる例外的なことか、偶然の出来事、あまり意味のないことだと見なしてしまう。しかし実際には、それこそが、問題解決への大切な糸口なのである。

確かに、風呂に入れば多少痛みが軽くなるという出来事は、些細なことかもしれない。しかし、たとえどんなにわずかであっても、痛みが軽減することは紛れもない事実である。この事実を、〈たいしたことない〉と見なすか、〈こんなこともできるんだ〉と見なすかは本人の自由であるが、後者の見方が引き出せれば、その時から、状況は変わってくる。なぜならば、こんなこともできるんだと気づいた瞬間から、患者さんの中に期待や可能性、ちょっとした自信が生まれ、それが心の治癒力の原動力となり、症状や病気に少なからぬ影響を与え始めるからである。

治癒力が発揮され、成功体験が積み重なれば、さらに治癒力は増していく。このような善循環の口火を切ることが大切で、そのための質問が、「どうやってできたんですか」という問いかけである。

「思い込み」を大切に

今度は、症状を直接扱うというやり方で、改善した患者さんの例を紹介しよう。

患者さんは、三十七歳で独身の大柄な女性。細かいことに気づき、心配りがよくできる反面、小さなことにこだわってしまうといった印象である。職業はＯＬ。実際の年齢よりもずっと若く見える女性だった。

症状は、鼻汁《びじゅう》が絶えずのどに流れ出してくるというものであった。のどの違和感を感じるようになったのが二年前である。それ以来、毎朝鼻の中を洗い、絶えず絞り出すように溜まった鼻汁を吐き出すという行為を一日に六十回から八十回くらい続けている。この二年間で、訪れた耳鼻科の数は十三。いろいろな病院で検査や治療を受けてきたが、異常はどこにも見つからず、症状も改善されなかったので、ぼくのところに紹介されてきた患者さんである。

「朝、目が覚めると、鼻汁がのどに溜まっているんですよね。だから毎朝、一時間は鼻を洗浄するんです。それでも次から次へと出てきて止まらなくて。溜まったのを出さないと気持ち悪いでしょ。私、そういうところはすごく神経質なんです。一日にポケットティッシュだけでも四個は使うかもしれません。もう毎日しんどくて……。だから最近は仕事も休みがちなんですよ」

「それは大変ですねえ。日常の生活でもお困りでしょう?」

「はい。人前でこんなこと、みっともないからできないでしょう。こんなことになってからは外出もあまりしなくなってしまいました」

「確かにそんな状態では、人に気を使ってしまいますよね。ところで、のどの違和感の原因は、ご自身では何だと思われてますか?」

「たくさんのお医者さんに診てもらったから、これは確実なんですけど、私の鼻はどこも異常がないんです。ただ、問題は鼻汁が止まらないことだけなんですよね」

「そうですねえ。でも、のどに溜まるものは、ひょっとして鼻汁ではなく痰という可能性はないですか?」

「それはないと思います。だって実際に私の鼻から出てくるのがわかりますし……」

ここで彼女に、あえて「それは痰ではないのか」と質問したのは、彼女自身が自分の症状をどうとらえているのかを確認したかったからである。これまでの検査によると、器質的な異常はまったく認められず、鼻汁が多量に流れ出て、のどに溜まるような事実も確認されていない。しかしあくまで鼻汁が流れ続けていると言い張り、のどの違和感があるといって譲らない。この場合、「鼻汁ではない」という話の方向性では、解決への糸口が見つかりそうもないので、ぼくは彼女の訴える事実に、そのまま乗っかって話を進めることにした。

「なるほどね、そうであれば原因はやはり鼻汁でしょう。ところで夜間はどうされてるんですか？　寝ている時にも、鼻汁は出ますか」

「だから五時間しか寝られないんですよ。寝ている間も溜まるから。五時間が限界ですね。もういっぱい溜まってるから起きて吐き出さないと苦しいんです」

「夜は五時間も我慢できるんですねえ。それはすごいなあ。じゃあ昼間もがんばれば、五時間ぐらいは我慢できるかもしれませんね」

「だめ。昼はだめです。昼は五分か十分おきに出さないと」

「そうなると、夜はどうやって我慢できるんですか？」

「それは……よくわかりません」

「夜は我慢できて昼はできない。ということは多分、鼻汁を無理に出さないのがいいのかもしれませんね。というのは無理に出してしまうと、出した分だけ補給されて、またそれが下りてくる。それが繰り返されてしまう可能性がありますね。例えば、食事の時はどうですか？」

「食べてる時は、あんまり気にならないです」

「そうでしょ、食事の時は、食べものと一緒に飲み込んでしまい、無理に出さないから、下りてこないんですよ。無理に出そうとするから、かえって悪くなっているのかもしれませんね。これは難しいかもしれないけど、昼起きている時に今までより、五分でも三分でも結構ですから、とにかく鼻汁を吐き出す間隔をほんのわずかだけ延ばしてみてください。できそうだなと思った時間だけ延ばしてくれたら結構です。できそうもない時間をやろうなんて、決して思わないでくださいね。とにかくほんのわずか間隔を延ばすだけで結構ですから。じゃあ、次回はどれくらいそれができたかぼくに教えてください。それが今後の治療にも役立ちますので。ということで今日は終わりにしましょうか」

二回目の面接を約一カ月後に予約し、こうして初診を終えた。

初回の面接のポイントは二つある。一つは、鼻汁が本当に流れ出ているか否かは別として、彼女が真実だと思っている鼻汁の存在を、まずこちらが認めてあげることだ。これはすべての治療に共通するパターンである。まずは彼女にとっての真実である「こだわり」、つまりこの場合は鼻汁が流れ出していることを前提にして、治療を出発させたのである。

そのうえで、二つ目のポイントとなったのは、彼女が強くこだわりを見せている「思い込み」の枠組みを書き換えることである。彼女は「のどに溜まったものは吐き出さねば」という思い込みに強く縛られている。この強い思い込みの方向を、違う方向に変えていこうと試みているのである。この場合、書き換えられた枠組みは「のどに溜まった鼻汁を無理に吐き出さないほうが、鼻汁はのどに流れ込んでこないようになる」というものだったが、これで思い込みの方向性を逆に向かせることで、鼻汁を吐き出すことへのこだわりを軽減させようというのが、ぼくの意図するところだった。

心霊治療で解決へ!?

しかし、最初の面接では、ぼくの言葉は彼女にはうまく入らなかったようである。初診から半月後、以前彼女を紹介してきた医師から、緊急の連絡が入った。

「彼女が突然やってきて『もう、死にたい。苦しい』とあばれて、たいへんな状態なんです。すぐそちらに入院させてもらえませんか」

正直言ってぼくは戸惑った。入院を必要とするほどの患者さんではないと思っていたからである。だが、紹介医師の強い希望もあったので、とにかく彼女を入院させることにした。

入院すると、症状が落ち着く患者さんは意外と多い。どんなことが起こっても、すぐに対処してくれるという安心感があるからだろう。彼女も少しほっとしたのか、落ち着きを取り戻していた。ぼくは初診時と同様の説明をしたうえで、のどに溜まった鼻汁を吐き出した回数と時間を毎日記録してもらい、しばらく様子を見ることにした。

入院後三日間は相変わらず、一日に六十回から八十回も鼻汁を吐き出す日々が続いていた。彼女によれば、吐き出せばまた溜まるということが頭ではわかっているのだが、どうしてもやめられない、ということであった。彼女の場合は、治療にもうひと工夫する必要があることははっきりしていた。なぜならば、未だに症状の改善が認められなかったからである。そこで、さらなる介入をするために、もう少し様子を見ることにした。

いつものように吐き出した回数の報告をしてもらおうと、ベッドサイドに行くと、ふと、彼女の読んでいる本が目に入った。患者さんの読んでいる本は、当然、本人が興味を持っているものであるから、何かと治療に利用できることが多い。だからいつも、さりげなく、「何の本を読んでいるの」とたずねて、情報収集をすることにしている。

彼女は、何やら心霊関係の本を読んでいるようだった。その本を片手に取りながら、

「面白そうな本読んでいるね、こういうことに興味あるの？」

とたずねた。

「はい、私、ある宗教をしているんですけど、これは、その関係の本なんです」

「へえーっ、いつ頃からやってんの？」

「二年半前から入ってるんです」

「きっかけは？」

「ラップ音だったんです」

「ラップ音？　あのオカルト映画とかによく出てくる、心霊現象のあれ？」

「そうなんです。あれなんです。四年前ぐらいからかな。夜一人で部屋にいると、よく聞こえるようになって……」

彼女の話をまとめると、こういうことだった。

四年前から、彼女は部屋の中で何かカタカタという音がよく聞こえるようになったという。最初は、それが何なのかまったくわからなかったが、たまたま読んだ心霊関係の本に、この現象はラップ音と呼ばれる霊的現象だということが書かれていた。もともと霊の存在を信じていた彼女は、このラップ音現象を霊的に解消してくれるという、ある宗教団体の存在を知り、今から二年半前に、その宗教団体に入信することになった。しかし入信後もラップ音は続き、さらには風邪をひいたのをきっかけに、鼻汁も出るようになり、それから絶えずのどに違和感を感じるという症状が出てきた。教祖が、それは霊のたたりだと言うので、彼女は、十五万円を払って、教祖から除霊による治療をしてもらうことになったが、それでも良くならなかった、というのである（もっとも、お金は七万円だけ返してくれたそうだが）。

「それでね。私、二度目の除霊を教祖様にお願いしたんです。そうしたら教祖様は『除霊は一回やった人はもうできない』と言うんです。その時は、仕方ないなあと思っただけで、別に何とも思わなかったんですけど、入院してから、またその関係の本を読みだしたら、何か変だなあって思うようになって、でもそんなこと思い始めたら、急に不安感やしんどい感じが出てきたんです」

　こんな話が彼女の口から出てきたのである。彼女の口調からは、この宗教に対する不信感や疑問を持ち始めていることが感じられた。同時に、この話は治療に使えると瞬間的にひらめいた。使えそうなものは何でも使ってみるのが、ぼくのやり方である。

「急に不安感やしんどい感じが出てきたり、鼻汁がずっと流れ出てきたりするのは、どうもその宗教団体の霊的な影響を受けているような気がするんですが、あなたはどう思います？」

「私も、そうだと思うんです」

「それなら話は早い。もしあなたが希望するんであれば、ぼくはその悪影響を取り除く方法を教えることができるんですが、どうしますか？」

「先生、ぜひ教えてください」

「わかりました。では、お教えしましょう。あなたもご存じだと思うんですが、人は誰でも自分の手のひらから、ある種のパワーを出すことができますよねえ。そのパワーを使って、あなたの霊的な悪影響を取り除くことができるんですが、これからちょっとやってみましょう」

　これからは、とてもゆっくりとしたペースの口調で、まるで催眠をかけているような感じで進めていく。

「では、目をつぶって、静かに自分のペースで深呼吸してください。そして自分の手を胸に当ててみてください。あなたは自分の手から出るパワーを体に感じることができるかもしれませんが、それはどんな感じがしますか？」

「なにか、暖かい光のようなものを感じます」

「その暖かい光のパワーを感じているとき、心の中の不安感を引き起こしているものが一体何なのかが、見えたり、感じたり、聞こえたりするかもしれません。さあ、あなたの心の中で、今、どのようなことが起こっていますか？」

「教祖様の姿が見えます」

「そうです。それがあなたの不安感を引き起こし、そして霊的な影響を与えてきたものかもしれません。今度はそれを、もし体の外に出すことができるとしたならば、それは出やすいように、形が変わってくるかもしれません。ある時は、溶けていくかもしれませんし、またある時は小さくなっていくかもしれませんし、柔らかくなっていくかもしれません。さあ、今、どのようになっていますか？」

「だんだんと溶けてきました」

結局、この教祖様は溶けて、左の脇の下まで移動した後、体の外に抜けていった。正確には、そうなるように誘導したわけだが、要は、患者さん自身が、自らの力で病気の原因（？）を見つけ、それにうまく対処できればよいのである。

ぼくはただ単に、その力をうまく引き出し、それが発揮できるよう誘導しただけである。もちろん治療者側の工夫は必要である。この会話の中にも、実は、患者さんの心の治癒力を引き出すためのコツが、たくさんちりばめられているのだが、おわかりだろうか。

例えば、「あなたもご存じだと思いますが……」などという言い方は、意図的に、次にくる〈手のひらから出るパワー〉の話を、本人に信じてもらうための誘導である。もし「手のひらからパワーが出るというのをあなたは信じますか？」なんて聞いてしまうと、「どうですかねえ」なんて言われてしまう可能性が高くなるが、「あなたもご存じの通り……」と言えば、手のひらからパワーが出ることを前提に話をしているので、通常は、その人も話を合わせざるを得なくなり、手のひらからパワーが出るということが、おのずと了解されてしまうのである。

こんな誘導をしていくと、患者さんが、自分にとって最も適切な道を切り開き、勝手に目的地へと歩いていってしまうのである。治療者はまさに、そのあとからついていくだけである。

こうして、心の中にわだかまる教祖のイメージを、体の外に出してしまうことによって、彼女はすっきりしたようである。そして、この日をきっかけとして、毎日の鼻汁を吐き出す行為が減っていった。

その後ぼくは、毎日の回診時に、鼻汁を吐き出す回数が書かれた表を見ながら、一回でも回数が減っていたら、いつものように、「どうやってそんなことができたんですか」という質問を繰り返すことになる。

彼女はすでに、寝ている時や食事の時は症状が気にならない状態が続くことを知っているので、同じ状態をつくり出すにはどうしたらいいかと、いろいろなことを試してみるようになった。時には読書に熱中して、症状を忘れてしまうこともあった。外出している時は、比較的回数が減るということにも気づいた。同時に少しずつ、吐き出すのを我慢してみようという気持ちにもなり、それが確実に一日の回数を減らしていった。回数を減らすことができてくれば、それが自信となり、もっと減らそうと工夫を重ねる。

「先生、少しずつでも減っていくのが楽しみになってきました」

そうこうするうちに、こんな言葉も聞かれるようになったのである。

入院から二週間後の回診時、鼻汁を吐き出す回数は、一日十回程度まで減っていた。いつものように、「どうしてこんなことができるようになったの」と同じ質問を繰り返しながら、

「ここまできたら、あとは退院してもやっていけそうな気がするんだけど、どう?」

と聞いてみた。

「そうですね。退院します。あとは家でもできそうだから、たぶん大丈夫です」

その後は月一回程度の外来で診察を行っていたが、回数も減っていた。診察といっても、少々話を聞いたあと、「今のこの状態ならこちらからは何も言う必要はないし、今までと同じようにしておいてくれたらそれで十分」と最後に言うくらいの簡単なものだった。この段階になると、あとは患者さんが勝手に良くなっていくのを眺めているだけである。退院後四回目の診察の段階で、のどの違和感もさほど気にならず、鼻汁を吐き出すこともまったくなくなった。すでに仕事にも戻っているということなので、治療はこれで無事終了となったのである。

病気を治さないという治療

今までは、心の治癒力を引き出し、症状を良くすることばかり述べてきたが、患者さんの中には、病気でいることのほうが安定し、状態が落ち着いているという人も多い。こんな場合は、病人でいさせてあげることが治療になることもある。もっとも病状を悪くしろと言っているわけではなく、必要最小限の症状を持ちながら、何とかやっていけているという状態をうまく引き出せれば、それでよい。こんな人にはこの状態がゴールとなる。

そのような治療をしている患者さんの一人に、八十二歳の独り暮らしのおばあちゃんがいる。この患者さんは、一般内科の先生からの紹介でやってきたが、紹介状には訴えが多く、時々原因不明の意識消失発作もあるため、年に七、八回は入退院を繰り返しており、外来通院の期間よりも入院期間のほうが長いような患者さんであると記されていた。

最初診察室に来た時は、あそこが痛い、ここが痛いとわめき通し、それはもうたいへんな患者さんだった。おばあちゃんはいつも診察室に入ると、痛みの具合を大げさに訴える。しかし、それもあらかたしゃべり終えるとすっきりとした顔になり、すぐさま話は他の話題に移り、とめどがない。診察時間の間はしゃべり通しである。よくよく話を聞いてみれば、夫と一人息子に先立たれ、今は一人さびしく暮らしているらしい。

一般に子供などは、ちょっとしたけがをしても、必要以上に大声をあげて泣くことが多い。けがを理由にお母さんに甘えたい気持ちがあるから、表現もオーバーになる。おばあちゃんが必要以上に痛みを訴えるのも、子供の甘えと同じように、「独り暮らしがさびしく、誰か私ともっと関わりを持って」という気持ちの表れであろうか。診察時間の間は延々、症状の訴えに終始するが、ぼくはあまりあれこれと言わず、いつものらりくらりとして、訴えをかわしている。

「先生、今日はもう最悪、なんとか助けて」

これがおばあちゃんの口癖だった。当然しんどいから入院をさせてくれとせがまれるのも、いつものことである。言われるままに入院させてもきりがない。かといって入院させないと、また原因不明の意識消失発作で倒れる。どうしようかなと考えた。

このおばあちゃんの場合、身体症状を通して、人とコミュニケーションを図っているわけであり、人とのつながりを保つための大切な絆である。独り暮らしで、話し相手もいないことを考えれば、これも十分にうなずける。ということは、必要最小限の身体症状は持っていたほうが良いのであり、これを治療して無理に取ってはいけないのである。

そこでおばあちゃんには、「春夏秋冬の各季節で自分の好きな時に、二週間だけ、症状の良し悪しに関わりなく入院させてあげるから、それ以外の期間は外来でやってみない？」と、定期入院制を提案してみた。すると、おばあちゃんは、とてもうれしそうな顔をして、「そのほうが私も気がねなく入院できていいですわ」と、提案をすんなり受け入れてくれた。

「その代わり、入院する時ぐらいは元気になっておいでや。せっかくの入院なのに、しんどくて何もできないんじゃ、入院の意味がないから」

「そうですよね、何とかがんばってみますわ」

それ以降、おばあちゃんは、毎回きちんと入院するようになった。もちろん症状の訴えは相変わらずだが、特に問題となることはない。何よりも良かったことは、入院回数と期間が減ったことと、意識消失発作がなくなったこと、それと元気に入院してくれるようになったことである。

「元気な入院」とは何だか変だが、これでいいのである。

症状を治さないのも患者の幸せ

このおばあちゃんのように、病院へ来ること自体が楽しみ（?）の老人はけっこういる。こんな人の症状を下手に（?）取ってしまったら、逆に厄介なことになる（もっとも症状は取れないだろうが）。

「もうあなたは大丈夫だから病院には来なくてもいいですよ」

こう言われて、病院に来られなくなれば、たちどころにまた悪くなるのは目に見えている。だからぼくはこんな人の症状はあえて治そうとはしない、つまり症状には一切かまわず、ただ定期的に病院に来られる環境づくりをするよう心がける。

こうした患者さんは他にも多い。ある患者さんは、病院へやってくるといつもニコニコ顔でぼくにこう言うのだ。

「家にいると、かみさんがうるさいんだよ。いいかげんになまけるのはやめて、なんて無神経なこと言うんだから、まったくいやになるよ。他の家族も誰一人、おれの苦しみなんかちっともわかってくれないんだから。病院へ来ると、同じような悩みを持った人が多いでしょ。患者さん同士で話して、お互いの苦しさを聞いてもらえるというのはうれしいもんだよ」

症状があることによって、人や社会とのつながりが保たれ、それを支えに生きている人がいる。本当のつらい問題に直面せずにすんでいる人もいる。こんな患者さんたちは、症状があることによって逆に今は安定した状態にいるのだから、ぼくはあえて病気を治そうと考えるのは、患者さんにとって、それが本当の問題になった時である。それまではいじくり回さない。このように、症状を取り除かない治療だってあるのだ。

症状を持ちながらも、それがたいした問題にもならず、本人が安定しているならば、それも心身症の治療における一つのゴールとなる。

治療へのきっかけとしての薬

ぼくは、基本的には薬はあまり使わないほうであり、使っても一、二種類であることが多い。現在通院している患者さんの約三分の一は、薬の処方をせずに治療をしている。別に薬がいけないと思っているわけでも、依存性を恐れているわけでもない。理由はただ一つ。そのほうが治療も長引かず、患者さんも、病院通いを卒業しやすくなるからである。これはぼくにとっても患者さんにとっても都合が良い。

ところが薬を使っている患者さんは、どうしても治療が長引いてしまう。薬を使って症状が良くなると、薬を飲まなくなればまた悪くなるのでは、という心配をする人が多い。当然、少しずつ減らしていくとか、「薬はあなたの治癒力を発揮させるための補助的な手段でしかないんですよ」といった説明をするのだが、それでも、なかなかやめられないことのほうが多い。

もっとも、薬で症状が安定しているのであれば、それをあえて崩してまで、薬をなくすようなことはしない。なぜならば、患者さんが薬を飲んでいることを気にしない限り、問題にはならないし、それは治療の面で解決しなければならない課題として扱わないというのがぼくの考えだからだ。

結局、患者さんは必然的に長々と通院を続けることになる。正直なところ、ぼくとしてはあまりすっきりしないが、これも病院のため（?）と思い、診察を続けてはいるのだが……。

では、薬はどのような患者さんに処方するのか。

まず第一に、薬を使ったほうが、早くかつ容易に症状を改善でき、それが今後の治療にも役立つだろうと思われた場合である。不安やうつが根底にある場合は、抗不安薬や抗うつ剤などは、とりあえず症状を楽にするという意味では、十分に有用である。これらの薬で症状を多少なりとも改善させ、そのうえで心理的な側面に対しても治療的介入を行ったほうが、治療はやりやすいのは確かである。あとは症状が安定した段階で、薬を減らしていくか、このまま続けていくかは患者さんと相談しながらやっていくことになる。

第二に、患者さんが薬を希望した場合である。

ぼくは、原則的にはこちらの価値観を押し付けることはしない（緊急を要する場合や、死に直面しているような場合はもちろん別である）。薬に関しても同様である。通常は患者さん自身にたずねる。「お薬はどうしますか。あったほうが安心だというのであれば出しますし、薬は嫌いだから飲まないでやっていきたいというのなら、それでもかまいませんけど」と言って患者さんに選択権を与え、それに沿って治療を進めていく。薬はあまり飲みたくないと思っている患者さんに、「これを飲まないと良くならないから、ちゃんと飲んでください」と言っても、結局は飲まれなかったり、「飲んだけど、しんどくなったんでやめました」などと言われてしまうので、うまくいかないことも多い。

こちらが薬を飲んだほうがいいと判断した場合でも、まずは患者さんの意向に合わせる。そして飲みたくないと言うのであれば、しばらくは薬を使わないで治療を進めていく。良くならないようなら、再び薬の話を持ち出す。これを何回か繰り返しているうちに、患者さんも、「一度使ってみましょうか」と言ってくれるようになる。その段階で初めて使うわけである。その時には患者さんも、ある程度納得したうえで薬を飲んでくれるので、問題が起こるようなことはあまりない。

次に紹介する人も、そんな患者さんの一人であった。

抗うつ剤が突破口に

職場で起きた人間関係のトラブルが原因で、うつ状態になり、自殺まで考えるようになっていた中年男性の患者さんである。

金銭に絡んだトラブルでもあったので、彼は弁護士を立てて訴えるかどうか、という非常に現実的な問題を抱えていた。物静かで控えめな彼は、人間関係に亀裂が生じるのを嫌い、最初は一人で思い悩んでいた。しかし、結局彼は奥さんに相談し、まず体を治すことが先決だと入院することになった。

治療法について相談したところ、「薬は飲みたくない」ということだったので、薬を使わないで治療を続けていたのだが、なかなか効果が現れない。うつ状態になると、こちらの話さえ十分に聞けなくなるので、なかなか治療が進まないのだ。そこで「薬を飲んでみましょうか」と提案をしてみた。何回か提案を繰り返すうちに、ようやく、一時的に気分を高める効果がある抗うつ剤を飲んでもらうことができたのである。

すると数日後には、表情にも張りが出てきて、「もうあんまりくよくよしていても、しょうがないと思えてきました」という言葉まで出るようになったのである。奥さんから見ても、明らかに表情が明るくなり、時折笑顔ももらすようになったということだった。これまで、どんな話にもあまり反応がなかった人が、抗うつ剤を飲んだだけで、変化のきっかけをつかみ、治癒へと向かっていったのである。

結局その後、彼は順調に回復していった。退院の際には、「またトラブルが起こるようなら、弁護士に相談するだけの勇気がわいてきました」と言って、職場に戻っていった。外来通院でも、比較的調子がいいということなので、少しずつ抗うつ剤を減らしていったが、特に症状が悪化するようなことはなく、初診から半年後には、抗うつ剤を飲まなくてもやっていけるようになったので、治療を終了した。

この患者さんのように、薬を飲むのに抵抗のある人はたいてい、薬の副作用と、一度薬を飲んだらずっと飲み続けないといけないのではと心配していることが多い。そんな患者さんの不安感を軽減するためにも、十分に説明する必要がある。副作用に関しては、必要な話はするが、あまり細かいことは言わない。逆に不安感を与えることにもなりかねないからである。そのうえで、通常処方する量は少ないので、まず問題になることはないということを十分に説明する。

また薬を飲み続けないといけないのではないかという心配については、飛行機が離陸する例えを使って説明する。飛行機が飛び立つには、滑走路を走るためのタイヤが必要となる。しかし地上を離れればタイヤは必要がなくなり、機体に格納される。薬もこのタイヤと同じ役割をする。薬の効力で一時的に楽になれる状態まで飛び立つ。いったん飛び立てば、飛行機がタイヤをしまうように薬も必要がなくなってくる。こんな話をしながら、薬の位置づけをあらかじめ説明し、それと並行して心理的側面からの治療も進めていく。ある程度安定した状態が続き、自信が持てる段階になれば、薬は徐々に減らしていく。

薬もこのように変化のきっかけづくりとして使用すれば、治療上非常に有効な手段となるのである。

「目的地」＝「治癒」とは限らない

前に、過食症の治療に関する学会の発表で、患者さんの幼少期の体験を分析して治療しているのだが、未だ治った患者さんはいないと発表した臨床心理士がいた、という話をした。ところが同じ発表の場で、まったく逆に患者さん全員が治ってしまった、と報告した医師がいた。

患者さん九人全員が治ってしまったのだと報告したその医師は、患者さんの治癒について、こう述べていた。

「治療をしてきた患者さんたちは、過食が完全になくなったわけではありません。彼女たちは今でも一週間に二、三回は過食をして吐きます。ただ患者さんたちは、これまで自分でひどく罪悪視していた過食・嘔吐という行為を、今ではさほど気にしなくなりました。無理にやめようとするのではなく、むしろそんなことをしてしまう自分を冷静に見つめています。彼女たちは過食自体を楽しむ余裕が出てきました。過食の回数も減ってきており、本人にとって問題であった過食・嘔吐がさほど深刻な問題ではなくなったと判断できる状態なので、この場合、私は患者さんが治癒したと位置づけています」
「治癒」というものを、症状が完全に消えることだと考えてしまえば、こんな発想は出てこない。しかし、病気や症状は本人がそれを問題にしているから病気なのであって、もし本人がそれを問題だと感じないような状態になれば、病気が治ったこととしていいのでは……というわけである。

ぼくが考える「目的地」も、この医師の考えている治癒の場所と同じ地点である。治療当初は症状があること自体が本人にとっての問題となる。しかし仮に、症状自体が残っていても、本人の中では問題でなくなれば、それが目的地であり、ゴールである。もちろん症状はまったくないに越したことはない。しかしその人の解決能力の強さや現在の生活環境、ストレス社会の現実を考えれば、すべての患者さんが、限られた時間で完全に問題や症状がなくなるということは困難だ。どの患者さんにも、その時期や状況における、とりあえずの現実的な到達点というものがあるはずだ。要はそこにたどり着ければよいわけであり、そこが現時点における目的地なのである。

だから医者は勝手に、ここが目的地だと思い込んではいけないのである。症状がなくなる、過食が止まる、よりを戻す、人間関係が修復される、こだわりが取れる——これらはあくまで治療者が考える目的地であり、患者さんにとっての目的地と必ずしも一致するとは限らない。

〈患者さんは目的地を知っている〉

そう信じて治療することが、心の治癒力をうまく引き出すポイントである。

では、一度ゴールに到達した患者さんに、新たなる問題が出てきたらどうするか。答えは簡単、今までの経験をもとに再び歩き出してもらえばいい。患者さんの持っている心の治癒力は、治療によって引き出されるが、その治癒力を最大限に発揮するのは患者さん自身である。そして、その過程の中で患者さんは、問題に対処し、それを乗り越えるコツを身につけていくわけである。

だから、一度このような経験をした患者さんは、新たなる問題が出てきても、なんとか自力で対処できるようになる。しかしこれとて、すべての人がうまく対処できるわけではない。うまく乗り越えられず、さらなる目的地にたどり着けないのであれば、その時には再び治療を受ければいい。ただそれだけのことである。

ぼくは、この繰り返しが、患者さんの成長にもつながっていくと考えている。人生を、いくつもの山を乗り越える道のりだと例えればわかりやすい。人生にはさまざまな問題が山積みされている。最初から大きな山を乗り越えようとしても難しい。まずは目の前にある小さな山を越える練習から始める。最初は教えてもらいながら乗り越えてみる。その時、「どうやって、この山を乗り越えることができたの」と、人からたずねてもらえれば、自分の行動を振り返ることができる。小さな山だが、乗り越えられたという経験は自信となり、ちょっとしたコツだってわかってくる。こうなれば次からの山越えは楽になり、人は成長していくことができる。

ぼくの仕事は、患者さんがつまずいた時に、「自分は今までちゃんと山を乗り越えてこれたんだ」という思いを引き出し、再び山を越えてもらうための手伝いをする、ただそれだけのことである。

Ⅳ章　一人ひとりの目的地

「わかってほしい」という叫び

症状に巻き込まれない治療

激しい症状を訴える患者さんを前にすると、医者はその症状に目を奪われ、巻き込まれてしまう場合が多い。むやみやたらと原因を追究したり、症状を軽くするために、その場しのぎの対応に終始してしまえば、肝心の病気の治癒にはなかなか結び付かない。

症状に巻き込まれず、患者さんの心の治癒力をうまく引き出す。そんなぼくなりの治療ができた最初の症例を紹介しよう。この人は、ぼくの治療法にとってのターニングポイントとなった患者さんである。

「頭が痛い！」

苦しそうにうめきながら、病院の外来受付の前で頭を抱えてうずくまっている若い女性がいた。救急外来の患者さんである。よく見ると、以前、心療内科に検査入院をしていた患者さんであった。ぼくが主治医ではなかったので、詳しいことはわからなかったが、以前より原因不明の激しい頭痛で苦しんでいる患者さんだということだけは知っていた。

たまたまその日は、ぼくが急患当番だったので、対応することになった。

「診察室まで歩けますか？」

声をかけてみたが、ただ痛いと訴えるのみで、一歩も動けそうにない。しかも痛みの訴え方が尋常ではない。急いで処置室に運び、痛み止めの処置をしながら、緊急入院の指示を出した。彼女の担当医は、一週間ほどの休暇を取っている最中だったので、今回はぼくが主治医となることにした。


患者さんは子供っぽさは残るが、明るい性格の二十一歳の女性である。前の主治医によれば、主な症状は慢性頭痛と意識消失発作。症状が出るきっかけとなったのが職場での悩みだったらしい。

簡単にこれまでの経緯をまとめてみよう。

彼女は短大卒業後、あるスーパーに就職した。職場は子供服売り場だった。就職後まもなく先輩が退職。その後を引き継ぐ形で、すぐに売り場のチーフとなってしまった。ベテランのパートさんたちをまとめていかなければならない立場だ。しかし、卒業したての新人には荷の重い仕事だった。仕事に関してはパートさんたちのほうがベテランである。経験もなく、自信もない彼女は、どうしてもパート社員たちをまとめられない。次第に彼女は混乱していったのである。

最初の意識消失発作は、働きだして四カ月目の八月に起こっている。昼間の休憩時間に社員食堂で突然意識を失い、倒れてしまったのである。

この頃から意識消失発作が時々起こるようになる。翌年の三月には、同じく職場で今までにない大きな意識消失発作が起こり、救急車で運ばれた。この前後から、吐き気、食欲不振、激しい頭痛が出現。六十キロ前後あった体重も四十二キロまで下がり、ほとんど仕事ができない状態となったため、職場は四月で退職。

その後、他の病院で検査を受けたが、特に異常は見つからず、七月から紹介で当院にやってきて、十月には詳しい検査をするために二十日間入院した。しかし、ここでもはっきりとした原因はわからず、症状も軽くなる様子はなかった。

退院後、彼女は気分転換も兼ねて、母親と一緒に一週間のオーストラリア旅行へ行ったのだが、帰国後まもなく頭痛がひどくなり、ついに救急外来の患者となったのである。入院直後は安定剤と睡眠薬で、少し落ち着きを取り戻したように見えた。しかし……。

意識消失の意味

「一筋縄ではいかない」という表現がある。まさに彼女はその形容がぴったりの患者さんだった。まず今回の入院で彼女に現れた症状を列記してみよう。

毎日起こる激しい頭痛、意識消失発作、失声、解離症状（自分がまったく知らないうちに、どこかへ出かけてしまうなどの行動を取るという現象）……。

どの症状一つとっても、まさに一筋縄ではいかないものばかりであるが、これでもかと言わんばかりに次々と出てきたのである。

まずは、入院直後から意識消失発作が頻発した。廊下やトイレ、ロビーなど至るところで彼女は突然意識を失い、倒れてしまうのである。てんかんなども疑ったが、今のところ、それを裏付けるような検査上の異常は何も見つかっていなかった。

〈私はこんなに苦しんでいる、こんなにつらいんです。だから私をもっと見てください〉

心理的要因が関与している意識消失発作の裏には、こんなメッセージが隠れていることが多い。この場合、意識を失って倒れた患者さんを、周りの人間が心配をすればするほど、症状を持続、強化してしまう。かといって相手にしなければ、もっと私のことを見てくださいと言わんばかりに、さらに症状がひどくなる。ここは必要最小限の対応を機械的にして、あえて症状の深追いをしないことが大切となる。あとはどうしたら、症状を起こさない状況をつくれるかを考えていかないといけない。

とはいえ、患者さんが病院内で意識を失い倒れることがあれば、看護師たちは動揺する。

「倒れても、あまりあわてないで、とりあえずは必要最小限の対処を機械的にやってくれたらいいから。それと、本人から発作の話題が出ても、さりげなく聞き流しておいてくれたらいいし……」

ぼくはこんな指示を出し、看護師サイドが患者さんのペースに振り回されないよう徹底しておいた。彼女に対して、「いくら倒れようがわめこうが、機械的には対処するが、それ以上のことは何もしないから、あなたにとっては倒れることのメリットは何もありませんよ」という無言のメッセージを送っておいたのだ。これだけでも、症状が軽減していくことはあるが、彼女の場合はそう簡単ではなかった。

入院から一週間後には、トイレで倒れるという発作が以前にも増して頻発するようになった。「あまりに看護師の手がかかるので困っている」と、看護師長さんから相談されるほどの状態になってしまったのである。ぼくは何らかの手を打つ必要に迫られていた。

「トイレの中で一人で倒れるのはとても危険だなあ。万が一けがでもされたら、病院の責任を問われることにもなりかねないからねえ。だから、もし今度トイレで倒れるようなことがあったら、今の病室から、状態をいつも監視できる観察室に移ってもらおう。トイレも室内にポータブルトイレを置いて、それを使ってもらうことにするから了解してね」

意識をなくし倒れてしまえば、今度は室内で用を足すことになる。二十代の女性がそんな恥ずかしいことをするのは、誰だって嫌にきまっている。だからこそ、ぼくはこんな状況をあえて意図的に設定し、発作を抑える工夫をしてみたわけである。

「私、観察室なんて絶対に嫌です！　あんな部屋に行ったら、もっと悪くなっちゃう。今の部屋でいいです！　それにポータブルトイレなんか絶対使いたくありませんからね！」

彼女はぼくの提案に対してかなり抵抗した。予想通りの反応である。ここはあえて冷静に、その必要性を強調した。

こうして、彼女がどうしても倒れられない状況をつくったのである。案の定、それ以降は、トイレで倒れることはほとんどなくなった。

ここで誤解を生じると困るので、付け加えておくが、彼女の意識消失発作は、演技や意識的に起こしているわけではもちろんない。無意識レベルの何かの力が、症状を引き起こすのである。これは負の治癒力というか、悪化力というか、そんな力が働いてしまうわけである。

だから頭、すなわち意識の部分にいくら働きかけてもどうにもならない。心、すなわち無意識の部分に話しかけないと症状は変化しないのである。表面上の言葉に惑わされることなく、あくまで心の奥の部分を見る目が必要である。

これで意識消失発作はほとんどなくなり、まずはひと安心といきたいところだったが、実はこれは、彼女の華やかな症状の序奏にすぎなかったのである。

激しい頭痛

「先生、どうしてこんなに頭が痛いの？」

まるで子供が親に甘えるように、彼女はこの言葉を毎日のように繰り返していた。意識消失発作とともに大きな問題となっていたのが、この慢性的な激しい頭痛である。効き目の弱い鎮痛剤では治まらず、強い痛み止めの注射を打たないとどうにもならない。彼女は入院直後から、毎晩のように激しい頭痛を訴えていたのである。

入院三日目の夜、同室の患者さんからナースコールが入った。連絡を受け、駆けつけてみると、彼女はベッドの上で頭を抱えてうずくまっている。

「頭が痛〜い！　死んじゃうよ〜！」

机の上には睡眠薬と果物ナイフ、それに遺書（？）が置かれている。ぼくはさりげなく、

「こんなところに、こんなものを置いておくと危ないよ」とそれらを没収し、翌日、彼女に面接を行った。

「もう自分が嫌になっちゃった。職場や家族の人にも迷惑をかけちゃうし、仕事をクビになっ

て働いてない自分も許せない。私、生きている価値なんかないと思う。食事だって、それに見合った働きを何もしていないでしょ。だから食欲も出ないの」

彼女の言葉から「ねばならない」思考や、白か黒かという両極端な見方をしてしまう二分思考があるのは十分に読み取れる。また彼女が、「自分は価値のない、だめな人間だ」と思い込むようになったのは、幼少期を含めた家族との関係がその背景にあることは十分に予測された。今までのぼくならば、ここで彼女の幼少期の体験や家族関係に踏み込み、その辺の話を詳しく聞く作業に入っていくところだ。

しかし、今回はあえて幼少期の問題に立ち入るのを避け、彼女が自分から語りだすまで、その問題は扱わないことにした。

その代わり、当面の間は、彼女の強い思い込みを変えることに治療の焦点を当てることにした。彼女の場合は頭痛を早く取りたいというこだわりも相当強いので、まずは「頭痛＝メッセージ」という意味づけをすることで、こだわりの方向性を変える作業から始めることにした。

「頭が痛くなるのは、早く治らなければとか、立派な人間にならなければ、と考えるからじゃないかなあ。頭痛は『ねばならない』思考にこだわりすぎてますよ、という体からのメッセージだと思うよ。それに気づいて、自分自身を追い詰めることをやめたなら、きっと頭痛はなくなるよ。もし自分が追い込まれたような気持ちになった時は、必ず『ねばならない』思考になっているはずだから、その時には『必ずしも～とは限らない』と自分で言い換える練習をしてみてね」

ぼくは彼女にこんな指示を出して、しばらく経過を見てみることにした。

一週間後、相変わらず激しい頭痛は治まる気配を見せていない。しかし、彼女からこんな言葉が聞かれるようになってきた。

「先生、今まで私、何かにせかされて焦ってたけど、ちょっと変わってきたのかなあ。今はボーッと一日ベッドの上で過ごせるようになってきた……。でも本当の自分はものすごく焦ってるし、何だかじっとしていられない気分。私どうしたらいいんですか？」

「今のままで十分や。入院時と比べてみると確かに変わってきていると思うし、仕事にも行かず、じっと入院を続けていられることだけでも進歩じゃないかなあ。以前だったら焦る気持ちが強くて、こんな生活できなかったでしょ？」

「そう言われると、そうかなあ。でも仕事に行かないと一人前の人間じゃないでしょ。焦るなあ～、やっぱり。一体どうしたらいいんですか？」

「今は、入院して〈何もしない〉ということをすればいいんじゃないかなあ。今のあなたにとっては、難しいことかもしれないけど、自分を変えるいい練習にはなると思うよ」

「何もしないということをする、か……」

彼女にとってはわかったような、わからないような答えだったのかもしれない。しかしこのような、怪しげなことを言って、ちょっと心の扉をノックする。そのうち心の扉が開き、中から出てきた「私」と話ができるようになるのである。ぼくにとっては、これも立派な治療の一つなのである。

しかし状況はなかなか好転しない。彼女の頭の中では、少しずつ開き直り、良い意味でのあきらめの気持ちも芽生えつつあるようだったが、まだまだ症状に対するこだわりも強かった。

「私はどうしたらいいんですか?」

「どうしてこんなに頭が痛いんですか?」

相変わらず、毎日こんな質問が繰り返されるばかりで、一向に悪循環から抜け出せない。夜になると必ず襲ってくる激しい頭痛も、意識が混濁するほどのひどい状態になってきた。

声が出ない!

さて、入院から一カ月後、トイレでの意識消失はなくなってきたのだが、また別の症状が現れてきた。

失声状態、つまり彼女は声を失ってしまったのである。

「神様はこれから私をどうしようとされるのでしょうか。もういやです。何もかもすべてを放り出してしまいたい気分です」

用意したホワイトボードに彼女はこんなことを書いてくる。

激しい頭痛に加え、今度は失声である。どうして急にこんなことになったかはわからない。しかし、ぼくは彼女が繰り出してくる新手の症状に、もう驚かなくなっていた。いずれにせよ、相手の症状には巻き込まれないこと。これが治療の基本である。

あとは症状をどのように扱い、いかにそれをうまく利用するかが、治療者の腕の見せどころである。

「ああ、声が出なくなって良かった。もしこのまま声が出ていたら、『どうしてこんなに頭が痛いの？　どうしてこんなにしんどいの？』という愚痴をずっと聞き続けなければならないところだったよ。これからはそんな話を聞かなくてすむから楽でいいわ。なるべくこのまま声が出ていない状態でいてもらえると、助かるんだけどなあ」

彼女はホワイトボードを使った筆談で答える。

「声が出なくて苦しんでいるのに、先生はよくそんなことが言えますすねえ」

彼女の症状に巻き込まれては、事態は膠着してしまう。少しきついが、こんな逆説的な言い方で突き放してみた。普通ならば、こうした逆説的な言葉に患者さんは反発し、正反対の行動を取るものである。つまり声が戻ってくるはずなのだが……。

彼女の中の変化

ある時、彼女は筆談でこんなことを書いてきた。

「私はやさしさに飢えていたのかもしれません。今までの私は、自分で自分をとことん追い詰めていたような気がしています。今、ひょっとしたら私にいちばん必要なことは甘えることなのかもしれません。今まで私はいつもしっかりしなくちゃ、おねえちゃんなんだからとか、私にできないはずはないとか、そんなことばかり考えてきました。甘えていてはだめだとばかり考えていたけど、実はその正反対で、甘えたくてしょうがなかったのかもしれません」

〈彼女は一連の症状を通して、もしかしたら甘えるという行動をしたかったのかもしれないなあ。だから声が出なくても今はあんなに明るいんだな。それなら今の距離を保ちながら、症状を介しての甘え方ではなく、他のより良い方法で甘えを満足させる方法を見つけてあげれば症状も改善されるかもしれないな〉

そう考えたぼくは、次の手を打ってみた。

「筆談でのやりとりでは、治療的な意味合いが薄れ、誤解も生じかねないし、かえって悪い結果になるかもしれない。だからこれからは筆談での話は十分以内とし、声が出るようになったら、またゆっくり話をすることにしよう。それから、もし今後、症状が変わらないか、もしくは悪化するような場合には、退院してもらうことにする。というのは、悪くなるということは、入院生活があなたにとっては不適切だという証拠だからね。また症状が軽度改善の場合は、もちろん入院治療はしていくけど、入院が長くなると治療が膠着してしまう場合が多いので、環境を変えるという意味で、とりあえずは今月いっぱいで退院してもらう。もちろん、退院後は外来でちゃんと診ていくからね」

こうして退院の話を切り出して、少々揺さぶりをかけておいたあとに、今後の治療におけるいちばん大切なポイントをぼくは話した。

「最後に一つだけ言っておくけど、あなたがやりたいと思うことで、できそうだと思ったことはやってみて。いくら仕事に行きたいといっても、これは今はできないことだから無理だけど、例えば読書をしたいとか、気分転換に散歩に出たいとか、そうそう、競馬を見にいきたいとかいうんであれば、これはできることかもしれないね」

彼女はこれまでの会話の中で、競馬が好きだということはたびたび口にしていた。競馬の話になると彼女は、途端に表情が生き生きとしてくるのである。彼女を競馬に行かせることができれば、彼女から自信を引き出し、変化をもたらすことができるのではないかと以前から考えていたので、「例えば」という話の中にさりげなく混ぜておいたのである。

「ぼくとしても、異なる環境でどのような変化が生じるかを見たいし、そこから得られるものは治療にも生かせるしね。あなたにとってもストレスの発散や、気づきのチャンスにもなるし、お互いにとってメリットがあるからね」

「先生、私、競馬に行きたい！　でも、こんな状態で大丈夫かなあ？」

「もちろん大丈夫さ」

彼女の筆談での話に、ぼくはそう答えた。

「声が出なくてもいいの？」

「もちろん」

「頭が痛くても？」

「もちろん。いくら声が出なくても、頭が痛くても、とにかくやりたいと思ったことで、それができそうなことだったらやったらいいんや。競馬だったら大丈夫じゃないかなあ。ぼくもどうなるか見てみたいしね」

「じゃあ、私これから行ってくる」

こうして彼女は、その日、たまたま開催されていたレースの観戦に出かけていった。

彼女から、今の状態でもできることを引き出し、その話をしていく。症状を介してではなく、症状がありながらもできたことを介して話をするのである。そしてそのつながりの中で、彼女が甘えを満足することができたならば、あえて症状を必要としなくなるので、症状はおのずと軽減していくと考えたのである。そして競馬観戦は、彼女にとって最もふさわしい「症状がありながらもできること」だったのである。

この試みは成功したようだった。この日を境に彼女は大きな変化を見せる。競馬観戦の三日後には、かすれ声ながら十分に聞き取れるような声が出るようになり、一週間後には失声はなくなった。

「先生、競馬場でね、私、一生懸命に応援している自分に気がついたんです。今日から生まれ変わったみたい」

症状を持ちながらも競馬に行くという行動の変化をうまく引き出すことで、ようやく彼女は、自分もこんなことができるんだという思いを、ほんのわずかながらも持つことができたのである。そして、このような経験の積み重ねが彼女を変化させ、病状を軽快させていったわけである。この先、まだまだ険しい道のりが続くが、彼女にとってこの経験は大きな一歩だった。

「最近は頭痛を薬なしで対処できたり、意識をなくすことがなくなったり、入院直後から比べるとものすごい進歩だと思うけど、どうしてそんなことができるようになったの？」

「声が出なくなった時、自分や周りをじっくりと見ざるを得なくなってきて、それでも最初はイライラしていたけど、今はどうしようもないとあきらめたら、自然と落ち着いてきて、そしたら周りを見渡せるようになってきたの。そうそう、そのせいかもしれない」

彼女は成功体験の理由をあれこれと考え始めている。明らかに彼女の中の何かが変わっていったのである。

症状を持ちながらも

　彼女はぼくとの約束通り、ひとまず退院することになった。しかし、ほっとしたのも束の間で、退院後、彼女はまた頭痛がひどくなり、一カ月も経たないうちに、再入院となった。これでは延々入退院を繰り返しかねないなと思い、すぐさま先手を打つことにした。入院の際に、次のような約束をした。

「今後の治療については奇数月は入院させてあげるから、偶数月は外来通院でやってみない？　一カ月外来通院すれば、また一カ月は入院できるわけ。その代わり、外来期間中の一カ月間はどんなに頭痛がひどくても、入院はできないから、何とか自分で対処してもらわないといけないんだけど、それを乗り越えさえすれば、また入院できるわけだしね」

　この約束を彼女はあっさりと了承してくれた。この方法は、一カ月がんばればまた入院できるという枠をつくることで、外来での一カ月間を乗り越えやすくしようとしたのである。もちろん狙いは、一カ月を乗り越えさせてあげることで、〈何とか入院せずにやっていけるかもしれないな〉という思いを引き出すことである。

　この入院でも症状に対してはあくまで機械的に対処するだけにとどめておいた。また、前回の入院とは裏腹に（?）、あまり強い関わりはもたず、なるべくあっさりと、さりげなく接するよう努めた。そうすることで、入院生活ではあまり甘えられないという印象を植えつけ、それとは逆に、外来の時は、十分に時間をかけ、満足感を持ってもらえるような診察を心掛けることで、入院よりも外来のほうがいいなという思いを引き出そうとしたわけである。

さらに今回の入院では、首尾一貫して、「楽しみの数だけ頭痛は減っていくよ」という言葉を強調し、成功体験を広げていくことに力を注いでいった。

入院中は再び失声などの症状も見られたが、あえて問題としては取り上げず、予定通り月末には退院してもらった。

退院後の一カ月の外来通院が終わる頃、彼女に翌月の入院について聞いてみた。すると案の定、調子が良いからということで入院はせず、そのまま外来通院を続けることになった。以降、彼女は入院をしていない。しかし、この頃もまだしきりに、「一体私はどうしたらいいんですか」「この頭痛を何とかしてください」という言葉が彼女の口からこぼれていたが、その質問に対する堂々巡りのやりとりはせず、「今のままでいいよ」「今、自分がやりたいと思うことで、できることをしたらいい」といった返事を繰り返すことで、症状へのこだわりを外す作業を続けた。

ぼくと話をすることで、彼女は元気を取り戻すというパターンが続き、同時に彼女は好きな競馬観戦に行ったり、旅行をしたりして日常生活を楽しめるようにもなってきた。その後、彼女はアルバイトも始め、多少浮き沈みはあるものの、ずいぶん元気になっていった。

退院から約半年が経った頃には、彼女は薬を一切やめることができた。どうしても痛い時は、彼女は鶴を折って我慢することにしたと言う。これは、彼女が自分で編み出した痛みのコントロール法である。外来診察の時に、我慢した頭痛の数だけ折った鶴を持ってきて見せてくれる。その数は、一週間で百羽以上にもなることがあった。

最初の出会いから約二年が経過した。彼女は、よく競馬観戦に出かけ、大きなレースがある時は、東京にまで足を運び、はしゃいでいる。その後の経過も、多少の波はあるものの、概して順調である。二週間に一度の外来通院は続いているが、症状の訴えはほとんどなくなった。

心の奥の真実の部分

彼女が最近手紙を書いてきてくれたので紹介しておこう。

「今も『やりたいことをやりなさい』という先生の言葉が浮かんできます。先生は、人間には『頭と体と心の奥の真実という三つの部分がある』という話をしてくれましたよねえ。先生は私の心の奥の真実の部分に耳を傾け、それにだけ対応していたんでしょ？

先生は診察の時、いつも表面上の私や体のことなんかちっとも見ていないんですね。すぐにパッとサングラスをかけて、私の心の奥の真実の部分だけを探していたんですね。そして心の奥の真実の私に語りかけるんですね。最近になってそれがよくわかってきたような気がします。

先生は昔、私におっしゃいました。『あなたの頭痛は治すつもりはない』って。最初は変なことを言う先生だと思っていましたが、最近一つの事実を発見したんです。信じられないようなことですが、まったく頭痛を感じない時があるんです。それに最近、『どうしたらいいの？』と言う私の口癖が消えてると思いませんか？　この二つの事実はきっと関係があるような気がします。私の口から『どうしたらいいの？』という言葉が出た時、いつも先生は、『そのままで』『ボーッとしてて』『とりあえずおとなしく、静かにしてて』とだけ繰り返しおっしゃっていましたね。最近その言葉がすぐに頭に浮かぶの。今の私は、どうしたら自分にとってベストなのかを、知らず知らずのうちに上手にチョイスできるようになったのではと思っています。

昔は頭が痛くなると、すべてがエンドレスでした。どうしてこんなに痛いんだろう、と終わりのない自問自答の世界に入っていったものです。でも最近は気持ちの切り替えができるようになった自分を発見して驚いています。どんなに頭が痛くなっても、痛み自体に深入りしなくなった自分が不思議です。深呼吸したり、好きなことをしているうちに、ふと『ああこれでいいんだな』なんて思えてきて自然に落ち着いてしまうのです。

今までの私は、痛みが出てくると果てしなく考え込んでしまい、症状に巻き込まれてしまっていました。でも今は、距離を置いて自分の痛みを観察することができるようになったのです。先生はこのことを教えてくれたんですねえ。そのことを感じるたびに、頭と体と心の奥の真実の部分という先生の言葉をいつも思い出します。先生ほんとにありがとう。先生の顔を見ると思わず笑ってしまって、面と向かっては絶対にこんな真剣な話できそうもないから、今ここでお伝えしておくことにします」

次々と現れる症状に困惑しながらも、この治療で一貫してやってきたことは、症状に巻き込まれず、彼女なりの解決能力を引き出すことであった。症状はひとまず横に置いておく。そして彼女らしさが発揮できる状態を、彼女自身が探し出せるような条件を整えていく。これがぼくのやってきた治療である。

彼女は競馬に行ったり、鶴を折ることによって頭痛をコントロールするという彼女らしい解決方法を発見していった。問題に縛られず、生き生きとした生活が送れるようになれば、必ず症状にもいい影響が現われてくる。悪循環のサイクルが断ち切られた時、彼女は治癒への道を自然に歩き始めたのである。

ぼくはこの治療を通して、彼女からいろいろなことを教えてもらった。中でも、最も大きな収穫は、〈治療を楽しむことが治療になる〉ということである。重症の患者さんを治療する時は誰でも気が重い。しかしそんな患者さんでも、楽しんで治療をしていると、不思議なことに、患者さんも勝手に良くなってくれることが多いのである。

以来ぼくは治療を楽しむことにした。そのことを身をもって教えてくれたのが、まさにこの患者さんであった。

できるだけパニックを起こして!

パニック障害に対する逆説的アプローチ

心療内科を訪れる患者さんで、最近増えているのが、パニック障害だ。

〈このまま自分は死んでしまうのでは!〉

突然の恐怖感が襲ってくる。心臓の鼓動が高まり、息が苦しくなる。

〈頭がおかしくなってしまうのでは!〉

不安になればなるほど、症状はますます強くなっていく。恐怖感も高まっていき、パニック状態はピークに達する……。


このような発作が突然襲ってくるのが、パニック障害である。症状は動悸、息苦しさ、胸の圧迫感、しびれ、ふらつき、めまいなど多彩だが、中でも典型的な症状といえるのが、激しい動悸と息苦しさである。胸が締めつけられるような感覚を訴える人も多い。また発作が起こるのでは、という不安感から、外出や電車に乗ることができなくなってしまう人も多い。年齢層も二十代から四十代の男女を中心に、広い範囲で見られる。

ここでは、パニック発作をあえて積極的に起こすようにと指示することで治療するという「逆説的アプローチ」の手法を紹介していこう。


患者さんは十九歳の男性。背は高く、体格もがっしりしているが、印象は物静かで、あまり多くを語らないといった雰囲気の大学生である。

「どうされましたか？」

「はい、あのー、先日、急行電車に乗っていたら、急に動悸がして、息が苦しくなりまして……」


パニック障害の患者さんには、いざという時に逃げ出せないような場所や状況に置かれると、急に不安感が高まり、発作を起こす人が多い。普通電車ならば一駅ごとに止まるので、何かあればいつでも降りられるという安心感がある。ところが急行や特急はすぐには降りられない。いざという時に逃げられないからである。渋滞する高速道路で発作を起こす人もいるが、これも同じようなシチュエーションである。

パニック障害は、心電図や脳波、肺の検査などをしても異常は見つからない。というのも、初めての発作の時には、何か発作の引き金になるような心理的要因はあったのかもしれないが、何度も発作を起こしていると、〈また発作が起きるのでは！〉という不安感のほうが強くなり、その不安感自体がストレスとなり、発作を引き起こすいちばんの要因になってしまうからである。そのため、この発作に対する不安感を何とかしないことには、どうしようもないのである。

「そんなことがあったのは、今回が初めてですか？」

「いえ、前にも何回か……」

まず、彼にこれまでの事情を聞いてみた。

発作が起こったのは、二年前の秋。大学へ行くため、彼はいつもの急行電車に乗り込んだ。しばらくすると、急に息苦しくなり、胸部の圧迫感が強くなってきた。不安感が高まり、このまま死んでしまうのではないかと思ったそうである。その後、しばらくは落ち着いていたが、一年前の夏から発作が再び出現するようになってきた。そのため三つの病院で検査を受けたが、検査結果はいずれも異常なし。当院心療内科は本を読んで知ったそうである。

実は彼は中学三年の時、過換気症候群と診断されている。過換気症候群（過呼吸症候群）は、パニック発作と症状がよく似ており、極度の不安や緊張感から、呼吸困難感、動悸、胸痛、めまい、手足のしびれ、意識消失などを伴う病気である。いくら息を吸っても、十分に吸えないような息苦しさ感に襲われる過換気発作も、救急車で運ばれるケースが多い。実際、過換気症候群の何割かに、パニック障害が見られるという報告もある。

通常、人間の体は酸素と二酸化炭素がある一定の濃度で保たれているのだが、不安感が高まると過呼吸状態となる。つまり呼吸が頻繁になることによって、酸素の濃度が上がり、一方息を吐き出す回数も増えてくるため、二酸化炭素の濃度は下がってくる。両者の濃度バランスが崩れると、その結果、息苦しくなってきたり、手足がしびれたりしてくる。息苦しくなると、さらに息を吸い込もうと、大きく呼吸をするので、より両者の濃度バランスの崩れが大きくなり、症状がさらに悪くなるという悪循環を繰り返していくわけである。これが過換気の発作である。

しかしこの発作は、酸素が十分にある状態で起こるので、命に関わるような事態になることはない。この発作を抑えるためには、ビニール袋や紙袋などを口にかぶせ、その状態で呼吸を続ければよい。入ってくる酸素の量が制限され、吐き出した二酸化炭素を再び吸い込むことになるので、濃度バランスは正常に戻っていき、症状も改善していくのである。

パニック発作で死ぬことはない

初診の時、彼の発作は週に二、三回起きるという状態だった。発作の頻度は多いが、持続時間は十秒から、長くても数分続く程度で、症状としては比較的軽いほうである。しかし、人前で発作が起きると恥ずかしいという意識があり、また発作が起きると死んでしまうのではないかという不安感も強い。緊張からか、吐き気も生じるようになっていた。

「たぶんパニック障害ですね。あなたみたいなパニック障害の患者さんは、すごく多いんですよ。十年以上続いているような重症の人もいますけど、あなたの場合は、その程度ですんでいるならけっこう軽いほうですよ」

彼は一瞬、「えっ？」というような顔をした。

パニック障害の患者さんは、自分だけがこんな症状を持っていると思い込んでいる人が多い。しかも、かなり重症だと思っている。そんな不安感があるから、できるだけ人には打ち明けないし、病気自体を隠そうとする。治療においては、最初の対応で、パニック障害は特殊な病気ではなく、ごく一般的な病気であることを知らせてあげ、まずは患者さんに安心感を与えてあげることが重要である。患者さんは「自分だけでなく、他の多くの人が」と思えるだけで、かなり安心するものである。

「検査では何も異常が出なかったんですよね？」

「はい。心臓や肺は異常なしということでした。心臓カテーテルとかいう検査もしましたし」

この心臓カテーテルの検査というのは、狭心症や心筋梗塞など、心臓自身を養う血管が狭くなるような状態が疑われた時に行う検査であり、細い管を心臓の血管まで入れ、造影剤を注入しながら、写真を撮り、血管の狭まり具合を調べたり、薬を注入して血管が収縮を起こさないかどうかを見る検査である。

「それじゃあ、あなたはこのような症状は何が原因で起こると思っていますか？　例えば、まだ検査では見つかっていない異常が、体のどこかにあると思っているとか、ストレスや心理的なものが原因なのではと思っているとか、どうですかねえ」

　ぼくはいつも、この質問をすることにしている。患者さんが自分の症状の原因を、どのようにとらえているかによって、こちらの対応も変える必要があるからである。

「これだけ検査をして何も異常がないと言われているんですから、多分心理的なものが原因かなと思っています」

　本人もストレス、つまり心理的な要因からくる症状だということは自覚しているようだ。ここを確認したうえで、もう一言付け加えておく。

「もう一つ大事なことは、この病気はどんなに重症になったとしても、決して死ぬことはないということです」

　死なないことへの保証を与えるというのは、パニック障害の治療におけるごく常識的なアドバイスである。死への不安を軽減させるとともに、次の話をしていくうえでの土台となる。中には、この保証を与えただけで安心し、症状が良くなってしまう患者さんもいる。

　ぼくの言葉に彼は「はあ」としか反応してくれないが、彼の表情からは明らかに安心感が感じられた。さて、ここからが治療の本番である。

「あなたは『発作をなくしたい、病気を治そう』と思って、ここに来たのでしょう?」

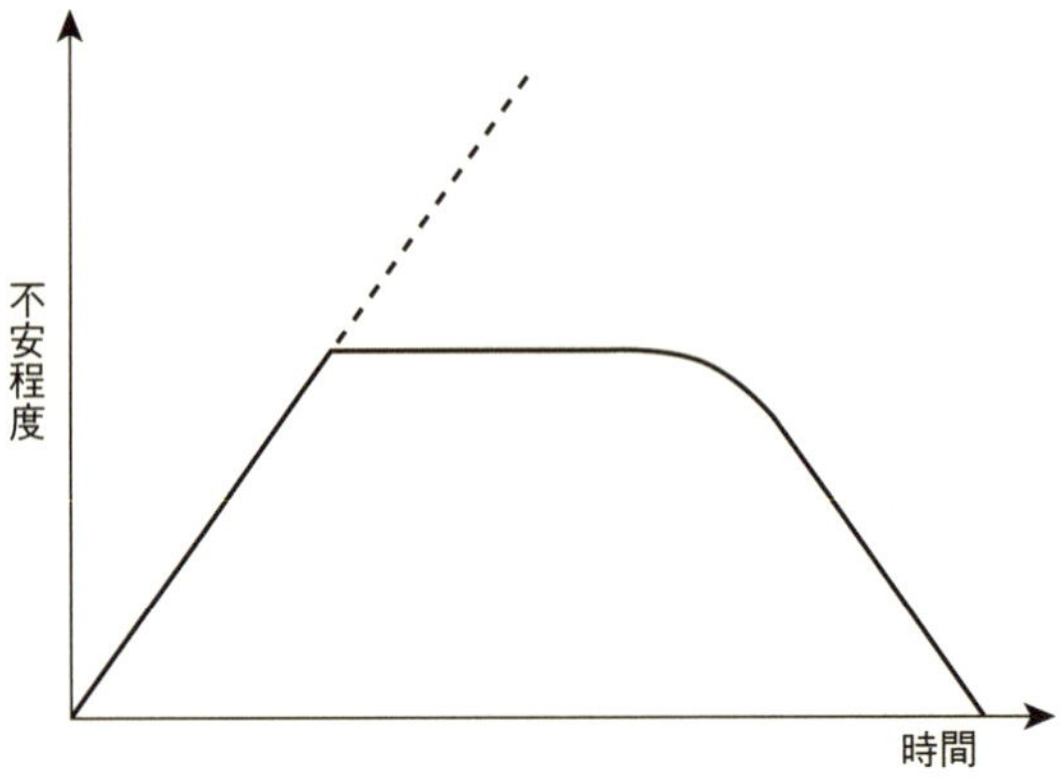

パニック障害での不安と経過時間との関係

「はあ」

「あなたはいつもいつも、この発作から逃げよう逃げようと考えてきたはずですが、どうですか?」

「はあ」

「でもねえ、それではこの病気は治りませんよ。実はこの病気を治すためには、なるべく発作を起こしたほうがいいんですよ」

「えっ!」

これまで「はあ」という生返事を繰り返していた彼が、びっくりした表情になった。彼は今まで、発作が起きないようにと気をつけてきたのだ。もちろんこれまでの治療も発作を起こさないための治療だったし、そのために病院は薬を出してくれた。ところがぼくは逆に発作を起こせと言う。一瞬何を言われているのかさっぱりわからなかったことだろう。

こうして、患者さんの意識を十分に引き付けておいたうえで、さっそく次のような説明に入っていった。

「不安感や恐怖感からくるこのパニックの発作は、いつでも、またどんな人でも、ある一定のパターンを取ります」

　ぼくはこう言うと、いつも一つのグラフを患者さんの目の前で書いてみせる。縦線は不安の程度を表し、横線は時間の経過を表す。

「患者さんは誰でも、パニック発作が起きると不安や恐怖感がいつまでも続くものと考えがちです。また不安の程度も時間が経つにつれて、どこまでも右肩上がりに上昇していくものと考えてしまうんです。しかし、今まで起こった発作を思い返してみてください。いつまでも不安は上昇していきましたか？　人によって程度に差はありますが、ある一定の時間が経過すれば、それ以上には不安は強くならず、しばらくその状態が持続する。そのあと今度は、次第に不安の程度は低下し、最終的には発作は治まるという経過をたどります。どうですか？」

「はあ。そう言われてみればそうかな」

　こうした説明をすると、たいていの場合は患者さん自身に思い当たる節があるので案外すんなりと納得してくれるものである。

「こんな発作が丸一日続いたら誰だって体が持たないでしょ？　ところが、この発作で死ぬ人はいない。発作の時間はたかだか十分か二十分。長くても一、二時間続けば自然に治まっていくものなんですよ」

「そこまではぼくもよくわかるんですが……」

「あなたは今まで発作から逃げようとしていましたねえ。しかし発作からいくら逃げようとしても、不安感は追いかけてくる。それでは、いつまで経っても不安感は消えないし、発作も良くならない。発作から逃げるのではなく、発作を乗り越える練習をしていくんです。発作を実際に起こしてみて、ある程度時間が経てば治まってしまうものなんだ、という経験をする練習を積んでいくんです。経験を積めば積むほど、自信がついてきて、発作への不安感は減っていきます。そうなれば発作が起きても『ああ、また例のやつがきたか』ぐらいの感覚で受け止めることができるようになり、最終的には発作もすぐに治まるようになるし、そのうち発作も起きにくくなるんです」

　こう説明すると、半分の人はすぐに納得してくれるのだが、あとの半分の人は納得をしてくれない。なぜなら、いくら発作を起こして乗り越えなさいと言われても、発作そのものがとても怖いからである。だから、最後の説明を付け加えておく。

「ただし！　いいですか。最初から発作を乗り越えようなんて無謀なことをやっちゃだめですよ。例えば発作が起きる。最初は三十秒だけ我慢してみるんです。三十秒我慢したら発作止めの薬を飲んだり、場合によっては病院へ行ってもいいんです。それはそれで全然かまいません。そして次の発作が起きたときには、例えば四十秒だけ我慢する。とにかく前回よりもほんの少しでいいから長く我慢して、時間を延ばしていけば、それで十分です。最初から無理をしないでくださいよ」

このように、十秒でも五秒でもいいから、発作を我慢する時間を少しずつ延ばしていけば、いつかは必ず、薬を飲む前に発作が治まってしまう経験をすることになる。薬や病院に頼らず、自力で乗り越えたという経験をすれば、発作に対する不安感は減少し、症状も自然に軽くなっていく。そして最後には、発作自体も起こらなくなってくるというわけである。

このような説明をしておけば、たいていの場合は「それくらいなら、やってみようかな」と思ってくれる。実を言うとこの説明は、「やってみようかな」という思いを引き出すこと自体が目的なのである。実際発作が起こっているさなかに、時計を見ながら時間を計るなんていう悠長なことはできないのが普通である。逆にそれができるような余裕があるならば、発作は起こらない。要は「乗り越える練習をやってみようかな」という思いを引き出せれば、その時にはすでに、発作が起こるのではという不安へのこだわりが少なくなっているので、実際には症状は起きにくくなっているのである。

「では、一カ月後の診察日までに、たくさん練習を積んできてください。変な言い方ですけど、くれぐれも発作を起こしてくださいね。練習しないと意味がないですからね」

そう念を押して、初回の治療を終えた。薬に関しては、彼が「なしでやってみます」と言ったので、一切出していない。

プレッシャーを乗り越えて

次回の予約日、診察室に入ってきた彼は、心なしか表情が明るくなっているようだった。

「調子はどうですか?」

「この前の診察から、調子が良くなってきたような気がします。先日も友だちから、『おまえ明るくなったなあ』って言われて、何だかうれしくなっちゃったんですよ」

「それは良かったねえ。じゃあ、以前のしんどさを十としたら、今のしんどさは数字で表すとどれくらいかなあ?」

「そうですねえ。四か五ぐらいだと思います」

「それはすごいなあ。どうやって、四か五くらいまで下げることができたの?」

「うーん……。前回先生が『ぼくと同じような病気の人がたくさんいる』という話をしてくれたでしょ? それに、死ぬことはない、という話も。あれで気が楽になったんだと思うんです」

「発作はどうですか。この前来たときには、週に二、三回ということだったけど?」

「練習だと思えば、あんまり怖くないんですよ。回数からいえば、以前の半分ぐらいに減ったかなあ。ひどい時でも五分ぐらい我慢すれば、何とかなるようになりました」

「そこまでできたんであれば、今の段階では十分すぎるくらいだなあ。百二十点あげてもいいくらいだよ。あとは、今と同じようにやってくれさえしたらいいしね」

パニック障害の治療の場合、初回の患者さんの状態と二回目の状態とでは、かなりの違いが見られる。初回の治療だけで明らかな効果が現れる場合が多い。

「先生、これ」

彼はこう言いながら、一枚のチラシをぼくに見せてくれた。

「実は一週間後にクラブの演奏会があるんです。最初先生には言わなかったけど、ぼく、大学で交響楽団に入っていて、クラリネット吹いているんです」

「へー。すごいなあ。じゃあこの演奏会にも出るの」

「はい。初めての演奏会ですけど、ソロのパートもけっこうあるんですよね……」

彼の顔がちょっと心配そうな表情に変わった。話を聞くと、ここ一、二カ月は演奏会のことで頭がいっぱいだったそうである。初診できた時も「ステージで倒れたらどうしよう」と、そんなことばかりが頭に浮かんでいたそうだ。発作が頻発するようになったのも、この演奏会のプレッシャーがあったからだと言う。

「先生の話を聞いてから、演奏会も何とかやれるかな、という気にはなってきたんですけど、やっぱり何となく怖いんです。本番で倒れないように、ステージに持っていけるような薬があればいいなと思って……」

「ああ、それだったら出しますよ。事前に飲んでおけば、発作は起こらないから大丈夫」

こう言って、いちばん弱い安定剤を渡しておいた。彼も薬があることによってずいぶん安心したらしい。診察室を出る時には、また明るい表情が戻っていた。演奏会が近づいているにもかかわらず、発作の回数は減っている。彼の状態はかなり良くなってきたとぼくは判断していた。

発作が起こってくれない

再診から二週間後、三回目の診察に彼がやってきた。演奏会はうまくいったのだろうか?

「演奏会はどうでしたか?」

さっそくぼくはたずねてみた。

「バッチリです」

彼はおどけながらVサインを出した。

「もらっておいた薬、本当は飲まなくても大丈夫だと思ったんですけど、やっぱり念のために飲んでおいたんです。でも薬を飲んだのはその時だけですよ」

「良かったねえ! ものすごくプレッシャーがかかったでしょう。よく演奏会が乗り切れたねえ。どうやって今回はうまく乗り越えられたの?」

いつもの「どうやって」攻撃である。

「薬のお陰もあるだろうし、あと演奏に夢中で、発作のこととか、あんまり考える余裕もなかったんです。それに、ここに来てからずいぶんと楽になったんで、何とかなるかなっていう思いもありましたし……」

「ところで、発作の練習のほうはどう？」

「それが先生。練習なんだから発作を起こさなきゃと思って、なるべく急行電車に乗るようにしているんですが、多少不安にはなるんですけど、発作にはならないんです。だから、練習は全然できていないんですけど……」

「それはまったくかまわない。発作は起きないに越したことはないわけだから、発作が起きなければ起きないでいいじゃないですか。もちろん発作が起きれば起きたで、これまた練習ができるわけなんだから、それもいいわけなんですよ。どちらにせよ、あなたにとってはいいじゃないですか」

「あはは！　そう言われれば、そうですね。どっちでもいいんだ」

「そうそう。どっちでもいいんですよ」

「さて、次回の診察はどうしましょうか？　このペースで診察を続けていってもいいし、自分でやっていけそうということであれば、とりあえず治療はこれで終わりにして、また何かあったら連絡をくれるという形でもいいですし」

「そうですね、何とかこれでやっていけそうな気もします」

「じゃあ、これでとりあえず治療は終了ということにしましょう。もちろん何かあった時はすぐに連絡をしてくれたら結構です」

勝手に良くなる仕組み

結局、彼の治療はこの三回で終わった。

〈発作は起きたほうがいい〉

もしくは、

〈起きてもかまわない〉

最初の治療で、こんな思いを引き出すことができれば、発作に対する不安へのこだわりが薄れてくる。そうなると発作が起きることや症状への恐怖感が少なくなってくるので、発作自体も起こりにくくなってしまうのである。ここが第一のミソである。

人は「驚きなさい」と言われても、驚けるものではないのと同様、発作を起こせと言われても、なかなか発作を起こせるものではない。発作が起こりにくいような状況をつくっておいたうえで、実際に、発作が起きないという経験をしてもらうのである。ここが第二のミソである。このような経験をすれば、何とかなるかもしれないという自信もわいてくるし、発作に対する不安感もさらに軽減してくる。そうなればより一層、発作も出にくくなり、これが善循環を形成し、あとは勝手に良くなっていくという仕組みである。

彼は最初の治療で、発作への不安感が軽くなってしまったのだが、患者さんの中にはどうしても発作へのこだわりが強く、恐怖感が取り除けない人がいる。

こんな場合には、

「一週間だけ入院させてあげましょう。ただし、できるだけその間に発作を起こしてください。病院内で発作が起きても対処はいくらでもできるので、思いきり練習に励んでください」

と言って患者さんを入院させることもある。

三十代半ばの女性で、かなり重症のパニック障害の患者さんがいた。スーパーのレジに並ぶとか、喫茶店で注文したものを待っているという状況で、必ずパニック発作が起きてしまうので、今までそうしたことがまったくできなかった。入院中、病院では発作が起きないので、近くのスーパーに行って練習をしてきてくださいと、送り出したことがある。

「せっかく入院してるんだから、自分から発作を起こして練習するんですよ。いいですか、必ず起こしてくるんですよ」

「わかりました、先生。絶対に起こしてきます」

そういって彼女は外出していったのだが……。

「先生、だめだ〜。どうしても起きないよ。おかしいなあ?」

帰ってくると彼女は苦笑いをしながら、そう報告してくれた。

結局この入院中は一度も発作が起きることなく彼女は退院することになった。しかし彼女にとって、発作を起こそうとしても起きなかった体験は、大きな自信につながってくる。そんな彼女も、今はずいぶんと良くなり、いろいろなところに一人で出かけられるようになってきている。数年間も、一人ではほとんど外出できなかったというのが嘘のようである。

逆説的アプローチについて

パニック障害の治療法としては、「決して死ぬことはないから大丈夫」という保証を与えて不安を取り除きながら、精神安定剤などの薬を使用する方法が一般的である。また、心身の緊張をやわらげるための一種の自己催眠である自律訓練法も、心療内科の分野では比較的用いられることが多い治療法かもしれない。従来はぼくもこうした治療法に頼っていた。しかしこれらの方法だけでは、なかなかうまくいかないことも多かった。確かにパニック障害は薬を使うことで、発作の回数を減らしたり、症状を軽くすることはできる。ただし安定した状態を保つためにはずいぶんと長い間、薬を飲み続けねばならなかったり、薬をやめればたちまち発作がぶり返してくるといったケースも少なくない。また自律訓練法も、その場ではリラックス状態をつくり出せても、それがパニック発作の軽減にはなかなか結び付かないのである。

パニック障害の患者さんは、発作に対する不安感や恐怖感へのこだわりが強いため、治療への導入が困難な場合が少なくないが、その根底には「発作が起きたらどうしよう」といった発作に対するネガティブな認識が存在している。そのため自然と発作を避けようとする気持ちがわきあがってくるが、これはかえって発作へのこだわりの気持ちを強めてしまう結果となる。

このアプローチは「発作を起こしたほうがよい」と逆説的な指示を出し、発作に対して肯定的な意味づけをすることから始まる。患者さんの持つ発作に対する認識が肯定的なものに変われば、不安感へのこだわりがはずれてくる。そのため発作も起こりにくくなり、また発作が起こっても、それを良いことだと認識しているため、以前のように「不安の増強↓症状の悪化↓パニック」といった悪循環に陥ることなく、短時間で症状が軽くなり、その程度も軽くすむことが多くなってくる。発作が乗り越えられるようになると、患者さんは自信を持つようになり、その結果さらに安心感を得ることになり、最終的には治癒へと到着するのである。

逆説的アプローチによる治療は、いくつかの心理療法をぼくなりに組み合わせたものだが、従来の薬物療法に勝るとも劣らぬ治療効果があり、かつ短期間で治すことができる、たいへん優れた方法だと思っている。また薬を使わなくても治療可能なので、薬は飲みたくないと思っている患者さんにはたいへん役立つ方法である。

この逆説的アプローチは、ぼくの大好きな治療法の一つで、不安や緊張からくる症状、例えば頻脈発作や機能性嘔吐（ストレスなどから、しばしば吐き気や嘔吐が起きるという状態）、インポテンスなどにも応用ができ、かつ治療効果が高い。だから次回の診察でどのように変化しているかを見るのがとても楽しみになってくる。同じ治療をするなら、やはり楽しんでやれたほうがいい。このアプローチはそんなぼくの気持ちを満足させてくれるので、とても好きなのだ。

症状の意味を変える治療

うつ状態がひどくなって

症状には、何かしらの意味や目的がある。

〈この症状を通じて、患者さんは何を訴えかけようとしているのか。何をすることで、その目的は満たされるのだろうか〉

こんな視点から、症状の語る意味や目的を引き出し、それを扱うことで、問題を解決へと導くことができる。

このようなアプローチが有効であったケースをここでは紹介しよう。

ある夏の午後、一人の青年が診察室を訪れてきた。

「どうされましたか?」

と、ぼくは静かに声をかけた。

甘いマスクでロングヘアー。背は高く、体形はほっそりとしている。いかにも女性にもてそうなタイプの青年だった。

「どうも気力がなくて……。これからどうしていったらいいのか、わからないんです。去年留年して卒業できなかったんですけど、今年も危ないんです。もっとも卒業して会社に就職するのも、自分には合っていないような気もするし……」

どうにかやっと聞き取れるほどの小さな声である。

礼儀正しい言葉遣いだったが、声のトーンは非常に暗い。どうやら彼は、うつ状態にあるらしかった。

患者さんは、ある一流大学の工学部に在籍する二十四歳の大学生である。今年彼は、大学を卒業できずに留年をしている。自分の将来のことが決められず、とにかく落ち込んでいるということだった。


彼にうつ症状が現れるようになったのは、最近のことではない。大学入学と同時に、彼は目標を失っていた。それまでは受験に受かることが唯一の目標であり、受験勉強一筋の生活だった。目的を達成した途端、彼は無気力状態になった。入学時から勉強に対する意欲が持てず、うつ症状が続く。

彼はもともと人付き合いが苦手で、消極的な性格である。アルバイトで、多少人間関係にもなれてきたが、どうしても自分に自信が持てなかった。

大学三年生の時、彼は大学内の学生相談室に行っている。「消極的な性格を変えたい、勉強への意欲を持ちたい」ということで、大学のカウンセラーに相談をしてみたのである。ところが、大学のカウンセラーは彼の話を聞くだけで、何のアドバイスも、反応もなかったという。

「自分が馬鹿にされているような気がして、とてもイライラしました」

と、彼はその時のことを振り返った。

「大学の相談室ではだめだと思ったので、精神科に行ったんです」

彼は、ある病院の精神科にも行っていた。しかし薬を飲むことには抵抗があったため、薬はもらわずに帰ってきてしまい、以来その病院には行かなくなってしまった。

留年が決まった今年の春先、彼のうつ状態は今まで以上にひどくなり、「もう死にたい、自殺しよう」とまで考えるようになり、彼はもう一度、別の精神科を訪ねている。ところが病院では「あなたは精神科の患者ではないですね」と言われてしまい、途方に暮れてしまった。

大学のカウンセラーは当てにならず、精神科の医者からは、自分の患者ではないと言われ、どうしていいかわからずにいる時に、たまたま本で心療内科の存在を知り、当院を訪れたのだった。

「体がだるくて、朝、起きられないんです。起きるのはいつも昼過ぎになってしまうから、学校へ行く気もしなくて……。今は週に一、二回しか大学へ行ってません。授業を受けなければとは思うんですが、どうしても気力がわいてこないんです」

どんな症状にも、それなりの意味や目的がある。彼のこの症状には、どんな意味があるのだろうか。それを見つけるために、彼の小さい頃から現在に至るまでの過程について聞いてみた。

教育ママの言いなりに

彼の母親はピアノの先生である。幼い頃から彼は、ピアノの音色を聞いて育ってきた。物心つく頃から、彼もいつしかピアノを弾いてみたいと思うようになっていた。ところが彼の母は、「ピアノは女の子が習うもの」とだけ言って、絶対に教えてくれなかった。どうしてだろう？彼は悔しくて仕方がなかった。母親に隠れ、一人でピアノを練習するようになった……。

「お母さんはどんな人だったの？」

「いつも勉強のことしか言いませんでした。学歴にうるさいんです。本当はもっとピアノの練習もしたかったし、もっと遊びたかった……。でもやらせてもらえなかったんです。小学校から塾ばっかり行かされてました」

「それはお母さんに？」

「はい」

「反発はしなかったの？」

彼には反抗期といえるものはあまりなかったらしい。両親と対決するよりも、むしろ黙り込んで相手にしなかったり、逃げてしまうことが多かったという。大学の学部を選ぶ時も、彼は母親の言うことに従っている。彼は英語が好きだったので、本当は文学部に行きたかったそうである。しかし、母親の「そんな学部は女の子の行くところ」という一言で、すんなりと引いてしまったそうだ。

「じゃあ、あなたが留年した時なんかは、お母さんは、どんなふうだったの？」

「とってもがっかりしていました」

「なるほど。じゃあ、そのがっかりしたお母さんを見て、あなたはどんなふうに思った？」

「う～ん。そうですねえ、何だかいい気味だと感じてました。これで、少しは母も自分のやり方を反省したんじゃないかなあ」

彼の言葉が得意そうにはずんだ。これで彼と母親との関係が少し見えてきた。

「ところで、さっき英語が好きだって言っていたけど、今はどうなの？」

「はあ……、今もすごく好きです。あの、実はぼく、とても迷ってるんです。もうすぐ工学部の大学院試験があって、一応受験するつもりなんですが、本当は英語をやりたいなと思って……」

どうも彼は、もっと英語の勉強をしたいようだった。今すぐ就職したくはないと言っていたが、将来的には英語を生かして仕事ができたらいいかなとも思っているようである。しかしまだこのことは、母親には話していないという。

ぼくは通常、患者さんの幼少期のことについては、あまり聞くことはないのだが、しかしまったく聞かないわけではない。あくまで、現在の問題を解決するのに役立つ情報を得るために、その患者さんの過去の体験について話を聞くわけである。そしてそれを、患者さんの今の状態を変化させるために大いに利用していくのである。

彼の治療においても、小さい頃からの母親との関係について集められた情報を使い、現在の症状に対して、治療的に有効な意味づけができないかと考えた。

母への復讐

「そうか。あなたは勉強のことで、常にお母さんから一番にならなければと思い込まされてきてたんですねえ。でも現実には二番とか三番になることもあるでしょう。そうすると、何かいけないことをしたような気になってしまう。とにかく人と比較する習慣をつけられてしまったのかもしれないですよねえ。お母さんへの反発心は持っていながらも、結局はお母さんの言いなりに生きてきた。大学の入学までは目標があったのに、入学してしまうと、何のために大学に来たのかわからなくなってしまう。特にあなたのようにお母さんの言いなりになって大学に入った人にはよくあるパターンなんですけどね。先ほどあなたは、留年することで母をがっかりさせ、いい気味だと思った、と言いましたねえ。まさにそこです。あなたのしていることはお母さんに対する一つの復讐なんですよ。自分を所有物にしていたお母さんへのね。勉強に対するやる気がなくなったり、留年したことは、あなたの自然な行動です。そうすることでお母さんへの仕返しをしているわけですから、決して悪いことではないです。留年でお母さんに復讐が、ある程度は達成できた。その証拠に、お母さんも反省の色を示したんでしょ？　お母さんもそれによって本当のことに気づいてきたんでしょう」

こうしてまず、彼の現在の症状には、目的があるという意味づけをした。そのうえで次に、その症状に変わりうるものを引き出す作業に入っていった。

「今までは無気力状態になったり、留年することでお母さんに復讐してきましたが、お母さんへの復讐をするためには他の方法だってあるんではないですか？」

「え？　他の方法って？」

今まで伏し目がちだった彼の顔が、すっと上がった。

「あなたがやりたいと思うことで、お母さんが望んでいないことなら何でも復讐になりますよ。例えばピアノとか英語とか、そういったものです。こういうことは、お母さんの望まないことだから、それをあえてすることは、十分お母さんへの仕返しになりうるし、もうこれからはお母さんの言いなりにはならないぞ！という意思表示にもなる。あなただって、これからの自分の人生は、自分で選び取っていきたいと思い始めていると思います。だから留年するのもよし、ピアノや英語の勉強をするのもよし、とにかくあなたがやりたいと思うことであれば、なんでもかまいませんから、自分はどんなことでお母さんに復讐をしたいかを次回の診察の時までに、考えてみてもらえますか」

こんな話をして、一回目の診察を終了した。

今回の治療のポイントは、「やる気が出ない、気力がない」という彼のうつ症状には必ず何らかの目的があるはずだ、という視点を持ち込んだことである。その目的を見つけるために、まずは彼から情報収集を行い、現在のうつ症状は、母親への復讐が目的であるという意味づけをした。

そのうえで、目的が母への仕返しであれば、何もうつ状態にならなくても他のやり方で目的を達成できる方法は、ピアノにせよ英語にせよいくらでもあるはずだと、彼にボールを投げ返したのである。

これは、彼が彼らしく、自分の人生を生きられると感じられるものを引き出していくためである。

もしそれが引き出せたならば、それがどんな理由であろうと、その選択は、彼にとって大きな意味を持つことになるはずだと考えた。

幸せな悩み

その半月後、彼は二回目の受診に来た。顔色が以前よりも良くなっているようである。前回の治療でどれだけ効果が上がったのだろうか？

まず最初に確認しておく必要があった。

「前回ぼくが言ったことで、何か印象に残っていることはありますか」

彼が覚えていることが、前回の治療で彼の中に入っていったぼくのメッセージである。

「そうですねえ、もう人と比較することはやめようかな、と思ったことです。今までは常に人と比較して、自分はなんてだめな人間だろうって思ってたんです。もう一つは、留年もいいことだ、と言われたことです。覚えているのはその二つぐらいです……」

「お母さんとはあれから何か話したんですか？」

「ええ。今の大学はとりあえず卒業して、別の大学に行きたいと思いきって母に言ってみました。そうしたら母は『どこでもいいから探してみたら』と言ってくれたんです。母も少し変わってきたような気がします。昔の母だったら、どこでもいいなんて絶対に言わないはずですから。受験の時は今の大学でも母は不満だったんです。東大か京大に行けと最後まで言ってましたから」

「なるほど。お母さんもずいぶんと変わってきたもんだね。それで、別の大学に行くの？」

「はい。英語をやっていこうと思っています。以前、アルバイト先の塾で英語を教えていたことがあるんですよ。その時、将来は学校の英語の先生もいいなあ、なんて思ってたんです。何だか自分に向いているような気がしてたんです。だから今の大学はとりあえず卒業します。よし、やってやろう、とまではいかないんですが、自分はやっぱり英語がやりたいんだということに気づいたんです。それに……実は工学部の大学院試験落ちちゃったんです」

「本心では、大学院には進みたくなかったみたいだし、それで良かったんじゃないの。これですっきり今の工学部とは縁が切れるわけだ。塾での経験が、思わぬ才能を開花させたような感じだね」

「ええ、自分でも不思議なほどうまく教えられたんです」

「きっかけというのは、ほんのちょっとしたことから道が開けてくるものなんだね。今度こそ自分のやりたいことを自分でやる第一歩じゃないのかなあ。これは社会人としての第一歩でもあると思うよ。大事なのは今、自分で自分の歩む道を決めようとしていることで、これはお母さんから離れる第一歩でもあるよね。そろそろお母さんから離れる時期が来たのかもしれないねえ。自分の気持ちがいちばん大切だし、その気持ちにしたがって生きていくことが重要だと思いますよ」

そう言って、今回のことは、彼自身が自分の力でやるべきことを決めたんだよ、ということを強調した。そして、次回の外来をどうするかたずねてみた。

「もう自分一人でやっていけそうだから、大丈夫だと思います。また何かあったら連絡します。ありがとうございました」

彼は礼儀正しく頭を下げ、診察室を出ていった。

結局、二回の面接で彼の治療は無事終了した。

翌年の二月、彼はうれしそうな顔で「卒業できそうです」と報告に来てくれた。文学部の編入試験も二つの大学に合格したそうだ。

「どちらに行こうか迷ってます」

彼は幸福な悩みを抱えて笑っていた。

V章 心の治癒力にスイッチが入るとき

何が人を癒すのか

医者への信頼感、安心感

以前外来の患者さんにアンケートを行ったことがある。このアンケートは、患者さんの症状が、何によってよくなるのかを調べたものだった。九項目の中から、最も自分に当てはまるものを三つだけ選んでもらうというものだ。その中で最も多かったのは「主治医に対する信頼感や安心感」（二五％）で、次が「主治医の具体的な話や説明」（二〇％）、三番目が「主治医のちょっとした言葉」（一四％）であった。以下「よくなるかもしれないという希望」（一一％）、「処方された薬」（一〇％）と続いていた。

このアンケート結果から、症状が改善したのは、薬よりも、主治医に対する信頼感や安心感によってだと答えた患者さんの方が圧倒的に多いことがわかった。

またこの結果をよくみてみると「主治医の具体的な話や説明」や「主治医のちょっとした言葉」という項目についても、結局は信頼感や安心感につながってくる。身体症状を持った患者さんが心療内科を訪れた場合、当然のことながら、なんとかその症状を取り除いてもらいたいと思って来院する。それに対して、この先生はちゃんと自分のつらさをわかってくれたと思ってもらえるような、ちょっとした言葉かけや、どのようにしたら症状が軽減できるのかといったことを、患者さんに納得がいくように具体的に話してあげる。そうすると患者さんも満足するし、主治医に対する信頼感や安心感も持てるようになる。実際それだけで症状が軽減することも少なくない。そうなれば自ずと「よくなるかもしれないという希望」も持てるだろうし、それがさらに症状の軽減を促すことにもなる。そう考えると、症状の改善には、信頼感や安心感にかかわる要因が、実に七割もあることになる。いかに治療にはこれらの要因が重要なのかということがよくわかった。

「つながり」と「きっかけ」

この結果は、心の治癒力を引き出すことばかりに目を向けがちだったぼくにとって、もう一度原点に戻るきっかけを与えてくれた。今までも信頼関係の大切さは十分に認識していたが、心の治癒力をいかに引き出すかといったことに力を注ぐようになってからは、ついつい技術的なことに偏りがちになっていた。このことに改めて気づかされたぼくは、心の治癒力を引き出すための工夫と信頼関係を築くための工夫の両者を同じくらい大切にするようになった。もちろんこの両者は独立したものではなく、患者さんに癒しをもたらすための、二つの重要な側面である。ちょうど縦糸と横糸の関係と言ってもよいかもしれない。この両者が相まって、初めて「癒し」という美しい織物ができあがるというわけだ。

またこの二つは「つながり」と「きっかけ」と言い換えることもできる。患者さんに信頼感や安心感をもたらすためには「つながり」が必要である。これは患者さんと医者とのつながりはもちろんのこと、家族や友人、さらにはペットや自然とのつながりなど、ありとあらゆる「つながり」が、患者さんに信頼感や安心感をもたらすことになる。そしてそのつながりの中で、患者さんが「あっ、そうか」とか「まあ、いいか」といった心のつぶやきをするような「きっかけ」に出会った瞬間、心の治癒力にスイッチが入るのだ。ぼくは診察室の中で、この作業をやってきた。もちろん、ぼくとのかかわり以外のことが「きっかけ」となることもしばしばある。友達のひと言やちょっとした成功体験、偶然の出来事など、どんなことでも「きっかけ」となりうるのである。

ここでは、治療に有効な「つながり」と「きっかけ」をつくるための新たなアイデアを、何人かの患者さんを通して紹介していくことにしよう。

「常識」という先入観を捨てるとは

ぼくは以前、患者さんとのコミュニケーションに関するワークショップを何回かやったことがある。看護師やカウンセラー、代替療法家、そして時には医者といった人たちに、ぼくが臨床で経験した患者さんとのコミュニケーションのコツを教えるわけだ。このときに、ぼくはあることに気づいた。それは患者さんの持っている常識が、自分の持っている常識と大きく異なる場合、患者さんの視点に立って話を聞くということがきわめて困難だということを。本来ならば、患者さんの視点に立って、話を聴き、それに基づいて今後どうするかといったことを考えていくのが、治療の基本である。しかしこれがなかなかできないのだ。治療者が、患者さんの常識にちゃんと乗ることができさえすれば、それほど治療には困らないはずなのに、それができないために治療関係がゴタゴタになってしまうという例は枚挙にいとまがない。ここでは、その典型例ともいえる患者さんを紹介してみよう。

患者さんの常識に乗って治療する

彼女は、三十代後半、スラッとした目もとのすずしげな女性。彼女の問題は痔瘻《じろう》であった。痔瘻とは、肛門と直腸との間のところから伸びていく小さなトンネルである。これにはいろいろなタイプがあるが、彼女の場合はお尻の中にのびていくタイプであった。一年ほど前に、その痔瘻の存在がわかり、すぐさま腕のよい外科医に手術をしてもらったので、そのトンネルはなくなった。ところがしばらくしてから、再びお尻に同じような違和感が出てきたという。彼女は、痔瘻が再発したと直感し、すぐさま手術をしてくれた先生のところへ行った。ところがいくら調べても、再発の証拠は何もなかった。主治医の先生は、丁寧に説明をしたうえで、大丈夫であることを保証したが、彼女は納得がいかなかった。そのうち彼女の訴えはエスカレートしていった。

「先生、私にはわかるんです。絶対に痔瘻が再発しています。今はそれがだんだん伸びて、腹や胸の中を通って上にあがってきている気がするんです」

主治医は、解剖学書まで持ち出し、何度も説明をしたが、どうしても彼女は納得できなかった。あまりにしつこく、そのことにこだわるので、ついにその主治医も切れた。

「いい加減にしてくれ！　君は気にし過ぎなだけだ！　そんなに私の言うことが信じられないなら、ほかの先生をなんぼでも紹介するから、そちらに行ってくれ！　私はもう診ない！」

彼女はまったく納得がいかなかったが、もう診ないといわれては仕方がない。とりあえず、その先生が紹介してくれたところに行こうということになった。その紹介先がなんとぼくだったというわけだ。

「誰も信じてくれない！」

「先生、誰も信じてくれないんですが、私は確かに痔瘻が再発したと思うんです。前の先生も何回か調べてくれて、そんなものはないとは言うんですが、これって検査してもなかなかわからないし。だって、私、最初の時と同じ感覚があるんですもの。それが今は、腹や胸の中を通ってどんどん上にあがってきているのもわかるんです。あと一カ月もしたら口や目から出てきそうな気がするんです。そのことが今は一番心配なんです」

彼女の訴えは、かなり真剣であった。彼女の最も心配するのは、その痔瘻のトンネルが口や目のところに通じてしまい、それがもとで何かとんでもない病気になったり、失明してしまったらどうしようというものだった。

さて、こんな患者さんが来ると、ついつい何とか納得させようとしてしまいがちだ。しかしそれは、彼女にかかわった何人かの医者が、さんざんやってきたことだ。彼女にとっては、トンネルが伸びているというのは「常識」なのだ。たとえそれが、どんなに非常識のように感じられたとしてもである。だから当然このような場合には、彼女にとっての常識を前提にまずは話を進めていかないことには埒があかない。

そこでぼくは次のような話をした。

「ぼくは、あなたが以前と同じ感覚があるというのなら、たとえ検査で見つからなかったとしても、再発したという可能性は十分にあると思います。ただ、今の段階ではそれを見つけることができていないので、治療をするのが困難であるということもまた事実です。あなたはそのトンネルが、口や目から出てきたらとても心配だとおっしゃいましたが、治療のことを考えると、実はそのほうがいいんです。それが皮膚の表面に顔を出してくれたら、そこを出発点にして治療ができますので。その時にはすぐに耳鼻科や眼科の先生のところへ行って、治療を受けてください。それに、もしもトンネルが顔を出すようなことがあったら、必ず前の主治医の先生のところにも行ってください。そして、その先生に向かって『あなたは、そんなことは絶対にあり得ないとおっしゃいましたが、ほら、ちゃんとこうして出てきたじゃないですか！』と言って、それを見せてやってください。その時は、あなたの勝ちです」

彼女は、ぼくの話をうれしそうに聞いていた。そして、トンネルが顔を出すと予言した一カ月後に再診の予約を取って一回目の診療は終了した。

一カ月後、約束通り彼女はやってきた。開口一番、「トンネルのほうはどうですか」とたずねた。

「先生、あれから不思議なんですが、痔瘻のことがあまり気にならなくなったんです。それまでは、そのことが気になって仕方なかったんですが、先生に話を聞いてもらってからは、とても楽になりました。でもまだ、痔瘻があるとは思ってますが、今はもう少しそのままおいといてもいいかなって思ってます」
「それでＯＫですよ。でももしトンネルが顔を出したら、必ず前の先生のところに行って、言ってくださいね」
ぼくはあらためてそのことを強調しておいた。

このあと、何度か彼女の希望に応じて、血の検査で炎症反応を調べることはしたが特に問題はなかった。そのうち、痔瘻の話はあまり話題にはあがらなくなってきた。日常生活でも、特に問題を感じなくなったというので、四回目で治療は終結とした。

この患者さんの場合、痔瘻のトンネルが目や口から出てくるという奇妙な思い込みがあったが、これを治療者の常識で何とかしようと思う限り、いつまでたってもイタチごっこになる。そして最後はどちらかがプチンと切れ、両者の関係は崩壊するというおきまりのパターンをたどることになる。これでは治療にはならない。まずは自分の価値観や常識を、ひとまず脇に置き、その患者さんの考えが正しいという前提のもとで、話を進めていく必要がある。そのためには、患者さんの話を聞くさいに、何が正しく、何が間違っているのかを判断しながら聞くのではなく、この人はそんなふうに思っているんだなという視点で話を聴くのがポイントである。ちょっとした視点のもっていきかたで、患者さんの治療を上手にすることもできれば、関係を壊すこともできる。心の治癒力を引き出すコツというのは、こんな些細なことなのである。

「枠を作る」という発想

今までぼくは、患者さんの持っている心の治癒力を引き出す工夫をいろいろとしてきたが、その一つが、こだわりやとらわれ、常識といった枠を外すという作業だ。これは信頼関係をつける意味でも、また次のステップを踏み出しやすくするという意味でも、とても有効な方法だ。しかし、場合によってはあえて枠を作ってあげるほうが、患者さんの心の治癒力を引き出すのに都合がよい場合もある。

ある時、過食症の患者さんがやってきた。彼女はこの数年間、盆や正月を含め一日たりとも欠かすことなく、毎日過食を繰り返していた。たいていの場合は、仕事を終え、家に帰ってきてから寝るまでの間に過食、嘔吐をしていたが、土日は日に二、三回することもあるという。要するに月に三十〜四十回の過食、嘔吐をするというわけだ。

過食をやめる必要はない

さて、彼女に対してまずはいつものように、無理に過食をやめる必要はないと伝えた。過食はストレス発散の一つの方法であり、過食をしているからこそ、このストレス状況の中でも今はなんとかやっていけているのだという趣旨の説明をしたわけだ。ここまでは、彼女との信頼関係を築くための作業であり、いわゆる「過食をやめなくてはならない」というとらわれの枠をゆるめる作業である。

もちろん、これだけで過食がよくなるわけではない。当然次のステップが必要となる。まず彼女に次のような質問をした。

「今まで過食をしないですんだことって、あったかなあ」

「一回もありません」

彼女は即座にそう答えた。何回か同じような質問を繰り返してみたが、やはり答えは一緒だった。一回もないと言われてしまったら仕方ないので、今度は、成功体験を作るための質問をすることにした。

「今は月に三十〜四十回、過食、嘔吐をしているようだけど、実際問題、何回に一回くらいなら、過食をしないことができそうかなあ」

すると彼女は、しばらく考えたのちに「そうですね、五十回に一回くらいならできるかなあ」

と答えてくれた。

たいていの人は三十回ないし五十回に一回程度ならできると答えてくれるものだ。しかし別に百回に一回であろうと五百回に一回であろうとかまわない。要は、「何回に一回ならできる」という言葉を本人から言ってもらえればそれでよいのである。

この答えが出れば、あとは次のような説明をすればよい。

「それならば、五十回に一回でいいから、何とか工夫して過食をコントロールしてみてくれるかなあ。その代わり、残りの四十九回は、今まで通りちゃんと食べ吐きをしていてもかまわないからね。それから次回来た時、どんなふうにして、その一回の過食をうまくコントロールできたのか、そのやり方をぜひ教えてほしい。それは、これからの治療にとても役立つ情報になるんで」

五十回に一回、過食をコントロールしてみる

一般的に、人からやってみなさいと言われたものはできないことが多いが、自分から、これくらいならできそうだと言ったことは、たいていはできてしまうから不思議だ。これも心の治癒力のなせる業だとぼくは思っている。実際彼女は、一カ月後にきた時には二回、過食をしない日があったと報告してくれた。

「それはすごい！　過去数年間、一度たりとも過食をしなかった日がなかったのに、この一カ

月は二回も過食をしないですんだなんて、これはすごいことだよ」

ぼくは、彼女がやったことに対する驚きの気持ちをそのまま素直に伝えた。しかし彼女は、それ程晴れ晴れとした顔はしていなかった。そんなことはお構いなしに、いつもの質問を投げかけた。

「どうやって、今回は二回も過食をやめることができたの？」

彼女はしばらく考えたのち、次のように答えた。

「一回目は、友達の所に遊びに行って、そこでみんなで食事をしたんだけど、とっても楽しかったから、そのままズルズルいてしまい、結局帰ったのは朝の五時だったんです。そしたら、そのまますぐに寝てしまったので、その日は過食をしないですんだんです。それともう一回は、従姉妹の子が家に遊びに来た時があって、過食をしたいなあって思っていたんだけど、彼女とおしゃべりをしているうちに、時間がなくなっちゃって。結局その日も、過食はしませんでした」

この理由を聞いて、彼女のうかなそうな顔をしている理由がわかった。今回の場合、自分で過食をコントロールしたわけではなくて、たまたま過食をしないですむような状況があったので、できただけなんだと思っていたのだ。しかし実際には過食のような、半ば習慣となってしまっていることが、すぐさまやめられるようになるほうがおかしい。大切なことは、どんな理由であれ、まずはそれができたという事実に素直に目を向けることなのだ。これくらいのことは誰でもできるとか、こんなことはたまたまできただけだから意味がないと思っている限り、それ以上可能性は広がらない。そうではなくて、どんな些細なことであったとしても、それができたという事実を認めることが、大きな変化を生み出すための大切な第一歩となるのである。そのことに気づいてもらうために、ぼくはいつも次のように言ってあげることにしている。

「自分では、たまたまできただけだから、あまり価値がないと思っているかもしれないけど、それはとんでもない誤解だ。今回のことで、友達と一緒にいたり、誰かが家に来ていたりすると過食をしないですむということがわかったわけであり、これはとても重要な情報なんだ。というのは、その経験をもとに、今度は意識的に、友達の家にいたり、誰かを家によぶということで、もしかしたら過食をコントロールすることができるかもしれないからだ。その意味では、今回はとても貴重なヒントを得たというわけだ」

心の治癒力のスイッチがオンになった瞬間

こんなふうに言ってあげたところ、彼女も「あっ、そうか」といった表情になった。実際には、今言ったことがどれだけ役立つかは、本当のところはわからない。しかし、少なくとも彼女の中には、「あっ、そうか、こんなことでもいいんだ」といった気づきが生まれることになる。これがぼくの求めていたものであり、このときがまさに、心の治癒力のスイッチがオンになった瞬間なのだ。要するにこんな作業をずっと繰り返しながら、少しずつその人の持っている潜在力を引き出していくわけだ。そして、このような作業の過程において、自分もできるかもしれないという思いが出てくる。そのような思いが出てくるようなかかわりをし続けていけば、当然信頼関係も生まれる。これがぼくと患者さんとの信頼関係を築く方法なのだ。その結果、患者さんも、いつのまにか自分の「目的地」に到達してしまうことになる。彼女も、多少の波はあったが、最終的には週に一回程度の過食で自分をコントロールできるようになった。ぼくはそれで十分だと思っている。これが彼女にとっての「目的地」であるからだ。

さて、ここで紹介した方法が、最初に言っていた「枠を作る」という作業である。通常は、「今までできていたこと」に注目するわけだが、彼女のようにそれがまったくないと言う人もよくいる。このような場合には、できたことやできていることを探すよりも、新たに「できたこと」を作るほうが手っ取り早いのだ。ただ、今までできなかったことが、そう簡単にできるようになるわけがない。そこで、それができやすいように枠を作ってあげるというわけだ。

この患者さんの場合は、五十回に一回だけ過食をコントロールしてみるというのが、その枠である。ただ単に過食をコントロールしろと言っても、これはできない。人は、それくらいならできると思えるものなら、それはできる。ただしこの場合は、ほんの些細な事柄であることが多いので、そんなことができても、ほとんど意味がないと思われてしまいがちだ。だから誰もやろうとはしないのだ。

実際、この患者さんも五十回に一回だけ過食がコントロールできたからといって、ほとんど意味がないと思っていたし、通常の医者も多分そう思うだろう。そのような人たちは、五十回に一回だけできたということと、一回もできないということとでは、雲泥の差があることを知らないのだ。たった一回でも、できたという経験がありさえすれば、それを足場として、どんどんその人の心の治癒力を引き出していくことはできる。

しかし最初から、三回に一回は過食をやめてはどうかといったような、できもしない高い目標を掲げてしまうと、やらなければならないという思いだけが頭の中で空回りするばかりで、結局は何もできず、やっぱり自分はだめなんだというむなしさと敗北感だけが残ることになる。それればかりか、治療者との信頼関係も崩れ、さらには心の治癒力の芽までも摘んでしまうことになる。これでは治療どころではなくなる。

とにかく「枠を作る」というのは、できたという体験を確実にさせてあげられるような状況を設定することであり、それは心の治癒力を引き出すための大きな第一歩なのである。そしてうまく成功体験を作ることができれば、それは信頼感を強めることにもつながるというわけだ。

枠を作る＝患者さんの治癒力を発揮できる状況を作る

以前、うつで一日中寝込んでいるという患者さんがやってきた。彼女はせめて一時間くらいは散歩ができるようになりたいと言っていた。ところが実際はとてもそんなことができる状況ではなかった。しかし、一日中寝ていると言っても、たいていの人（すべての人？）は、トイレまでは自分で歩いていく。もう少し動けてる人は、食事も座って食べている。このあたりを彼女に確認したところ、それくらいはできているとのことだった。

そこで彼女にこんな質問をした。

「あなたは散歩をしたいが、まったくできないと言ってましたよね。ならば、玄関まで歩いていって靴を履くことはできますか」

「それくらいのことはできると思います」

「それならば話は早い。散歩というと、みんな一時間くらいあれこれと歩き回ることだと思っていますが、実際は玄関で靴を履くことから散歩は始まっているんです。ですから、今の状態でやれることがあるとすれば、それは靴を履いて、玄関のドアを開け、まわりをぐるっと見回すといった程度のことです。今はそれ以上のことはする必要はありません。そして、それが十分にできるようになったら、今度は数歩だけ外に出てみてください。ただし、すぐに戻ってきてくださいね。この状態では、数歩出られたというだけで十分なんですから。決して無理はしないでくださいよ」

こんな話をすると、たいていの患者さんは、そんなことならできそうだと思うものだ。そこがミソである。そしてそう思ってもらえるような話をするのが、枠づくりというわけだ。

彼女は、二回目の診察に来たときには、もうすでに十分に散歩ができるようになっていた。彼女が言うには、ぼくに言われたように、靴を履いてドアを開けたら、少しは外に出られそうな気になったという。そこでちょっと外に出たら、あとはそのまま歩き続けられたという。気づいてみたら一時間以上も散歩をしていたというのだ。まさに、ぼくが意図していた通りになってくれていたので、いささかうれしかった。人はみんな、ちょっとした「きっかけ」を作ってあげさえすれば、あとは勝手に動き出してしまうものなのだ。どんな人にも、そのような力があるからだ。ぼくはただ、その力がうまく発揮できるような状況を提供したに過ぎない。枠を作るという作業は、それをするのにうってつけの方法なのである。

「まあ、いいか」療法

ある時、四十代前半の子宮ガンの患者さんが来た。どこかはかなげな感じがただよう、女優さんのような美しさをもった女性だった。彼女の一番の訴えは、早く死んでしまいたいというものだった。彼女には子供がいなかったが、数年前に子宮をとってしまったので、今後子供を産むという可能性もなくなってしまったわけだ。そんな自分は女として意味がないし、夫に対しても申し訳ないという。自分が死んでしまえば、夫も再婚でき、子供もできるかもしれない。今よりももっと幸せな家庭ができるに違いないと思うと、ますます死にたくなるとのことだった。

一方夫のほうは、そんな彼女を何とかしてあげたいと、日々努力していた。もちろん彼自身は、そんな彼女の思いとは裏腹に、何とか前向きに生きてもらいたいと願っていた。そのために、休みの時には食事やコンサートに夫婦で出かけたり、家ではいろいろと話を聞きながら、何とか彼女を励まし、今のままでいいから、死ぬようなことだけはしないでほしいと願っていた。そんな甲斐あってか、今までは何とかこれたものの、しかし常に死にたいという思いは頭

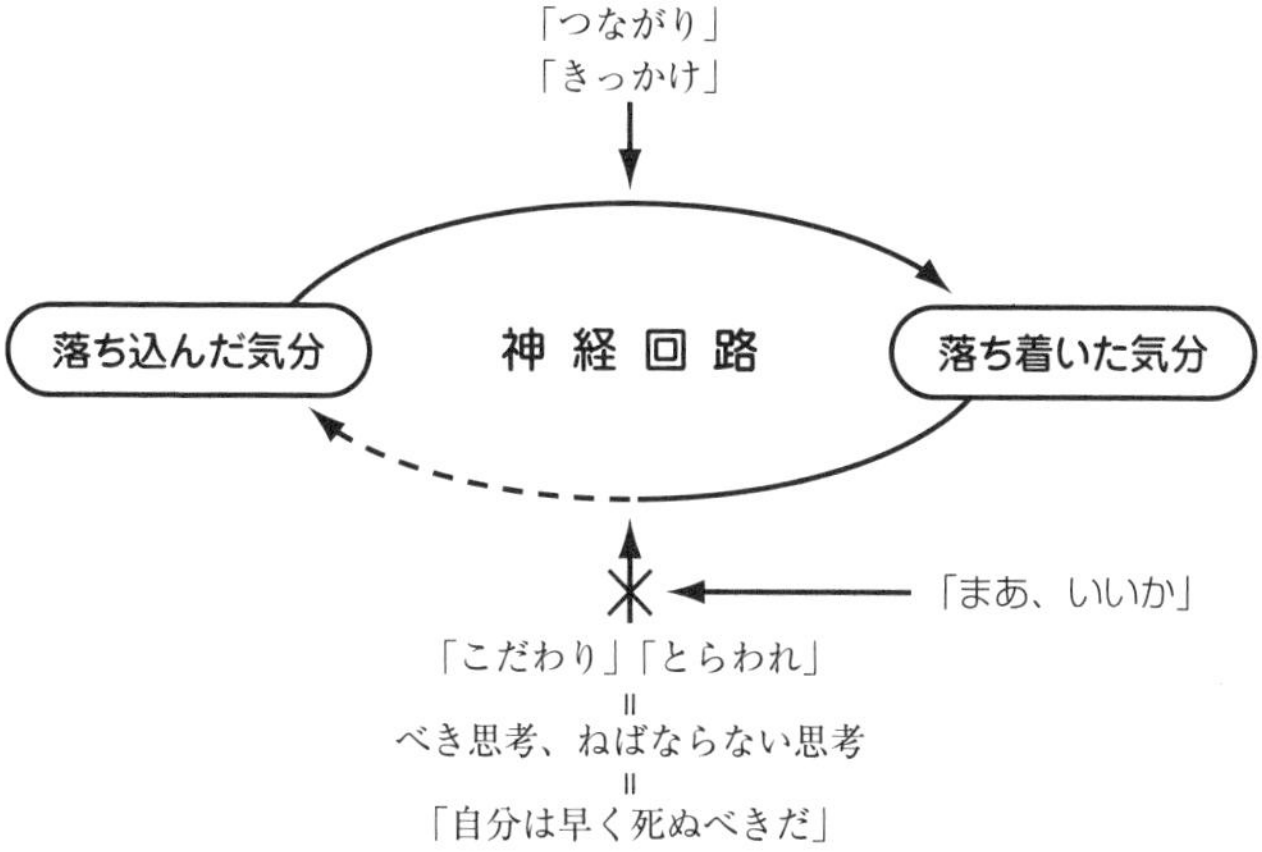

「まあ、いいか」療法で紙に書いた図

から離れなかったという。

こんな彼女にぼくは次のような話をした。

「あなたは、死にたいと思っていると言っていたが、実はあなた自身がそう思っているわけではないのです。人間はなにかしらの『ねばならない』思考や『べき』思考を持っている。あなたの場合は、『自分は生きている意味などない人間だ、こんな自分は早く死ぬべきだ』という『べき』思考を持っているようだが、これはあなたが思っているのではなく、脳の神経回路が作り出したものなんです」

彼女は私が紙に書いた図を見ながら、熱心に説明を聞いていた。

「いったん神経回路が形成されてしまうと、これは自分の意思とは無関係に、いつもいつもそんな思いが出てきてしまい、いつの間にかそれは自分が思っていることであるかのように思わせられてしまっているんです。つまり、あなたのそのような思いというのは、実は脳の神経回路の産物なんですよ」

彼女は、わかったようなわからないような顔をしていたが、それにはお構いなしに話を続けた。

「もちろんこの回路を遮断すれば、そんな思いは出てこなくなります。これからその遮断の仕方を教えてあげますんで、ぜひやってみてください」

そう言いながら、こんな方法を彼女に提案した。

「もしも、早く死にたいという思いが出てきたら、すぐに『まあ、いいか』という言葉を心の中でつぶやいてみてください。実はこの言葉が、脳の形成した『べき』思考や『ねばならない』思考の神経回路を切るための、とても有効な言葉なんです。ただ単にお経のように、心の中で『まあ、いいか、まあ、いいか、』と呟けばいいだけです。最初は、言っている言葉にまったく実感が伴わないし、こんなこと何の意味があるんだろうかと思うかもしれませんが、何度もやっているうちに、ある時ふと『まあ、いいか』という言葉に、実感が伴うようになります。その時には、嘘のように、早く死ぬべきだといったような思いは消えてしまいます。これが脳の神経回路をうまく切断できた瞬間です」

彼女は、この話を多少の関心を持って聴いてくれたようだった。

「まあ、いいかという言葉を呟くと、脳の神経回路を切ることができるんですね」

「そうです。それだけでいいんです。あれこれ難しいことはいりませんので、とにかく実際にやってみてください。その結果どうなったか、ぜひ教えてください」

こんな話で一回目の診察は終わった。

それ以降、二週間毎に診察に来たが、くるたびにこの患者さんは明るくなっていくのがよくわかった。

「『まあ、いいか』という言葉をつぶやいていたら、本当に、まあ、いいかって思えるようになったんで、すごく不思議でした。今までだったら、死にたいと思ってしまったら、しばらくその思いから離れられなかったんですけど、この言葉をつぶやくと、一瞬にしてその思いが消えてしまうんです。不思議ですねえ、先生」

何回目かの診察の時には、彼女は夫からの手紙を持ってきてくれた。それには、丁寧なお礼の言葉と、彼女が診察を受けるたびに大きく変化してきたその様子が記されていた。

彼女も実際、ずいぶんと変わってきたということを十分に感じていた。今までは、たとえばコンサートへ行っても、音楽を楽しむということができず、そこにいるのも苦痛であったそうだが、診察を受けるようになってからは、音楽を楽しめるようになったという。いつも死ねるようにと、長年忍ばせておいたロープも処分した。そして何よりも、今まで長らくやめていたピアノや水泳も再開したという。「まあ、いいか」という言葉の効力を、あらためて実感させてくれた患者さんであった。

逆説的アプローチの応用

Ⅳ章で、パニック障害の患者さんにできるだけパニックを起こしてもらうという逆説的アプローチについて紹介した。この方法は、その後パニック障害の患者さんのみならず、自律神経失調症の患者さんや、さまざまな訴えをする患者さんに応用するようになった。

歯科治療ができない

ある時、五十代半ばの男性で、空えづきのため十年間ものあいだ歯科治療ができずに困っているという患者さんが紹介されてきた。彼は虫歯の治療のために歯医者に行くのだが、診察台に座り、口を開けると「グェーッ」とえづいてしまうのであった。最初の頃はたいしたことはなかったが、だんだんと症状はひどくなり、今では口を開けただけでえづいてしまうため、歯科治療がまったくできなくなってしまった。虫歯のためほとんど歯がなく、言葉ももつれるため早く歯を治療して入れ歯を作りたいと思っていたようだが、空えづきを治してこなければ治療はできないと言われてしまったため、途方に暮れていたというわけだ。それでもいくつかの病院を受診し、薬やリラックス法、催眠など、いろいろな治療を試みてみたものの、どれもうまくいかなかったという。ただ、過去にどうしても奥歯を抜歯する必要があったときがあり、その時は全身麻酔を施して抜歯をしてもらったという。

話を聴きながら、これはなかなか治療が難しそうだなあというのが、ぼくの正直な印象であった。あれこれと考えながら、彼の話を聴いていたが、突然ふと、逆説的アプローチを使ってみてはどうかなと思い立った。そこですぐさま彼に次のようなことをたずねてみた。

「ちょっと唐突ですが、実は空えづきは、それをすればする程、逆にえづきにくくなるということをご存じでしたか」

「……」

彼にしてみれば、何を言っているんだ、この医者はと思ったのかもしれない。でもぼくの頭の中には、何回も空えづきをすれば嘔吐反射も次第に鈍くなり、しようと思ってもなかなかできなくなることは十分に予想できた。そこでまずは体験的にわかってもらおうと思い、こんな提案をしたのである。

ぼくは彼のあっけにとられた顔を横目に、さっさと準備を始めた。

「まずは実際にためしてみましょう」と言って、診察室の椅子に少々浅めに座ってもらい、少し上を向いてもらった格好で大きく口を開けてもらった。そして「さあ、どんどんえづいてください」と言って、空えづきを促した。するとものの十秒もしないうちに空えづきが始まった。

「グェーッ」「グェーッ」

激しいえづき音とともに、彼の目はすぐさま涙目になった。しかしそんなことはものともせず、「さあ、もっとえづいてください」と次から次へと空えづきを促した。最初の五、六回は続けざまにえづいていたが、そのうちその間隔が開くようになってきた。十回目くらいになると、今度はえづこうとしてもなかなかできない様子であった。それでもなおかつ「もっともっと続けてくださいよ」と言いながら、今度は舌圧子（医者が喉を見るときに使うあのヘラのようなもの）を持ち出してきて、それを患者の口に入れて、あえて空えづきを誘発するように喉を刺激した。こんなことを繰り返しながら、全部で十数回、意識的にえづいてもらい、それで一応の作業は終了した。

「どうでしたか？」

「うーん、確かにえづけばえづく程、今度は段々とえづきにくくなってくるものですねえ。えづこうと思ってもなかなかできませんでした」

彼は、ぼくの言っていたことが納得できた様子であった。

「今回体験してわかってもらえたと思いますが、空えづきは、それをすればする程、逆にできなくなるものなのです。ですから今度歯科治療に行かれるときには、十分に空えづきをしてから治療に臨んでみてください」

そうアドバイスをして、ぼくは初診の診療を終了した。

その一カ月後、二回目の診察に訪れた彼にどうだったかをたずねてみた。

「先生、お陰様でえづくことなく十年ぶりに歯の治療ができました。歯科の先生もよくえずかなくなったねと驚いていました」

彼はとてもうれしそうに報告してくれた。

実はぼくは、彼がいつ空えづきをして、治療に臨んだのかに少々興味があった。家でやったのか、歯科医院に入る直前にしたのか、それとも医院のトイレでやったのか。そのことを彼にたずねてみると意外な答えが返ってきた。

「特に何もしなかったんですが、不思議と治療ができたんです」

十年もの長い間苦しんだ症状も、診察室でのちょっとした体験的「きっかけ」により、いとも簡単に改善してしまったのだ。患者さんの持っている心の治癒力のすごさにあらためて感心させられたケースだった。

看護師の罠にはまるな!

「何でおれが、心療内科なんかを受けないといけないんや!」

これが、初診時の彼の第一声であった。

整形外科の先生から、入院中の患者さんで、ちょっと見てほしい人がいると言われ、紹介されたのがこの患者さんであった。彼は数年前に頸のヘルニアの手術を受けてから、頸や足の痛みを強く訴えるようになった。それに伴い痛み止めの注射の本数もどんどん増え、ついには二十本もの強い痛み止めを毎日のように打つようになっていた。また、ナースコールも頻回で、ベッドから車いすへの移動や注射の要求の時はもちろんのこと、机の上のティッシュをとってほしい(痰が多かったため、訴えは頻回)といった些細なことでも頻回にナースコールをするため、その数は最低でも日に五十回は下らなかった。そのため主治医や病棟の看護師(ナース)もみんな限界を感じるようになり、ついにはぼくに助けを求めてきたというわけだ。

彼の話をしばらく聴いた後にぼくはたずねた。

「今、どんなことが一番困っていますか？」

「誰も自分の痛みのことをわかってくれないことや。すべて心の問題だと言って相手にしてくれん。腹立つわ本当に」

彼の痛みは精神的なものからきているといったニュアンスのことを、医者や看護師に言われ、どうもそれが不満の大元のようだった。そこでまずは、その点を十分に認めてあげることから始めた。

「この痛みは精神的なものなんかから起きているものではなく、明らかに身体的な病気からきている痛みです」

ぼくのそんな言葉を聞いて、彼の態度が少しやわらいだのがわかった。そのあともしばらく、彼の言い分を聞き、ひと段落ついたところで、いよいよ本題に入ることにした。

「ぼくはあなたをできるだけ入院させておいてあげたいと思っているのですが、主治医や看護師はちょっとしたトラブルがあっても、それを理由にあなたを退院させようとしているのではないかと思うんですが、あなたはどう思いますか」

「おれもそう思う。みんなの態度をみたら、そんなこと明らかだ」

今までも、いくつかの病院に入院していたが、どこもみんな同じようなパターンでトラブルとなり、結局最後は強制退院になっていた。そのため、今自分の置かれている状況が、自分にとってどれくらい厳しいものなのかは、彼自身も十分に理解しているようだった。そこで、ぼくは次のようなアドバイスをした。

「看護師が不愉快な対応をするのは、まさにあなたを怒らせ、それを理由に退院を迫るための罠です。もうしばらく入院をしていたいならば、そんな罠にひっかかってはいけません。もし看護師の対応で怒りそうな気持ちになったら、何も言わずにその場からすぐに離れてください。それは看護師の罠にひっかからないための最も有効な方法であり、そのような対応をする限りトラブルになることはありません。それは同時に、あなたを退院させる理由がなくなることを意味します」

こんな話をしたところ、あれほど横柄で反抗的な態度をとっていた彼の言動が突然穏やかになり、丁寧語を使い始めた。

「わかりました。じゃ、イライラしてきたら、すぐにそこから離れてしまえばいいんですね」

「そうそう、それで結構です。決して看護師らの罠にひっかかってはいけませんよ。自分が損するだけですから」

「わかりました」

それからというもの、病棟でのトラブルは激減し、看護師もずいぶんと楽になったため、この患者さんへの対応にも多少の余裕が出てきた。しかし注射やナースコールの数はいっこうに減る気配はなかった。そのため主治医や看護師と相談し、今後はそれらを段階的に減らしていくための計画を立てていってもらうことにした。病棟でも毎週カンファレンスを開き、現在の問題点や今後の目標について話し合った。主治医には、週一回その患者さんと話をする時間を十分に持ってもらい、そこで彼の意向も聞きながら、今後一週間の具体的な目標を決めてもらった。このような作業をしながら、週一回心療内科としての外来診察も行い、彼がよくがんばれていることを十分に評価しつつ、本人の不満や希望にも耳を傾けるよう努めた。

その結果、注射も一週間ごとに六本程度のペースで減らすことができた。ナースコールも日勤深夜で各々十五回以内（合計三十回以内）にまでなった。それと並行して、夜間の車いすでの移動回数も減り、痰の吸引や浣腸の要求も最終的にはなくなり、看護師の負担もかなり軽減された。そして心療内科初診から約一カ月後には、注射はすべてなくなり、一カ月半後には、手術後初めての円満退院となった。

退院後は多少の波はあったものの、その後は順調に過ごしている。あれから五年の歳月が流れたが、現在は年に数回、どうしても痛みが我慢できないときだけに病院の救急外来を訪れ、痛み止めを一本打ってもらう程度ですんでいる。

今回のケースのように患者さんと医師、看護師の意向が対立している場合には、その問題となっている原因を追及するよりも、何が両者にとってメリットになることなのかを探すことのほうが、ずっと問題の解決に結び付きやすいのだ。このケースでは、看護師との接触をできるだけ少なくすることでトラブルの回数を減らすことができ、かつ入院期間も延ばしてもらえると考えた。そしてそれを実行させるための理由として「看護師の罠にかからないように」という、患者さんの立場に立った話をしたわけである。

心療内科医をして、自分が一番よかったと思うことは、患者さんの目線で話ができるようになったということかもしれない。これは治療に役立つことはいうまでもないが、ぼくがこれからの人生を歩んでいく上においても、大きな財産となったことは確かである。

おわりに―ある患者さんから学んだこと―

「俺から酒を取ったら、何にも残らん」

これがその患者さんの口癖であった。実際、彼は五十年にわたり、一日七合、月にして一升瓶二十本というペースで酒を飲み続けていた。そして七十歳で亡くなるその前日まで、毎日五合というペースで飲み続けていた。

酒にまつわる彼の話は尽きない。ある日、飲み屋で二升飲んだらタダにしてやると言われ、ぺろっと飲みほして、相手を蒼ざめさせた話。二、三人の仲間とビールを百本飲んだ話。本当かな?と思うような話がごろごろしているのである。

彼は二十代の後半に結核にかかっている。過度の飲酒、不規則な生活、そして栄養不足。今から四十年も前のこと、彼の生活には結核が発症するには十分すぎるほどの環境がそろっていた。当然、病状は深刻となり大手術となったわけである。手術後、彼は医者からの宣告を受けた。

「よくもって、あと三年の命です」

普通ならば、この死刑宣告に意気消沈となるところだが、彼は考えた。

〈あと三年の命なら、俺は好きな酒を飲み続けよう。酒を飲まずに死んでいくよりはよっぽどましではないか〉

と。

手術後の入院生活で、彼は体が動くようになるとさっそく行動を開始した。病院を抜け出しては近所の飲み屋にいりびたり、しこたま酒を飲んでは病院に戻るという生活を始めたのである。

厳重に酒を禁止されていたはずの患者が、酒臭い息を吐きながら病院内を徘徊する。こんなことをされては、病院側はたまったものではない。とうとう「お引き取りを」ということで、彼は強制退院となってしまった。

しかし三年の期限を過ぎても、彼にはお迎えが来なかった。

その後も相変わらず酒を飲み続けた。そんな彼も三十歳の時に結婚し、ひとり息子ももうけた。結婚して十数年後には、もともとしていた雀荘をたたみ、ネクタイピンなどの装身具製造に商売を衣替えしていた。家の二階には機械が置かれ、そこが彼の仕事場だった。四十代半ばにさしかかる頃、彼は仕事の無理がたたってか、ずいぶんと体調を崩していた。二階の仕事場から急にドタドタと降りてきては、洗面所で血を吐き、また仕事をしに二階に戻っていく――こんな光景が、しょっちゅう繰り返されていたというのである。

彼の妻は心配し、なんとか医者に行かせようとしたが、頑として受けつけなかったという。もちろんこの間も、酒をやめることはなかった。

こんな生活をしていれば、いつかはまた大病を患うのは目に見えている。案の定、彼が五十四歳の時に、激しい腹痛に襲われ、胃ガンの手術を受けるはめとなった。おまけに、その時の検査で肝機能障害も発見された。

肝臓の検査の一つに、γ－GTPという指標がある。これはアルコールによる肝機能障害の程度に比例して上昇するが、正常な人ではその値は五十以下である。ところが検査でわかった彼の値は七百。通常の値とは桁が違っていた。多分こんな状態を長年続けていたのであろう。もう体はボロボロの状態であったにちがいない。

そんな彼も、胃ガンの手術はさすがに体にこたえたのか、若い頃から一日も欠かすことのなかった酒を初めて三カ月間我慢した。そして再検査。驚いたことに、γ－GTPの値は、正常値に戻っていた。この結果に、彼が喜んだのはいうまでもない。そして、こう思った。

〈しばらく飲みさえしなければ、肝臓も元に戻る。ならば、またしばらく飲んでもいいだろう。悪くなったらやめたらいいんだし〉

そして、再び酒を飲み始めた。それ以降、肝臓の検査は受けようとはしなくなった。

彼の性格はといえば、短気で人嫌いで、ちょっとでも気に入らなければすぐに怒りだす。人と接するのが何よりも苦手であり、友人もいない。実際の日常生活の中でも、接する人といえば妻ぐらいなものである。

このタイプには概して気が小さい人が多い。だから酒などの力を借りなければバランスが取れないのかもしれない。

こんな場合、医者はまず、患者の生活スタイルを変えさせようとする。酒はいけない、短気はいけない、人との付き合いを大切にと説き、規則正しい生活を心がけるよう指導するのはきわめて当たり前のことなのであろう。

しかし、こういった常識にはことごとく反した生き方をし、それでも七十まで生きたのが彼であった。もし彼が、医者の忠告に素直に従い、好きだった酒をやめ、短気をなおし、積極的に人付き合いもしようと努力していたならば、果たしてこんなに長く生きられただろうかと考えることがある。

彼にとっては、人から何と言われようとも、大酒を飲み、短気で、嫌いな人付き合いをしないことが、何よりも自分らしい生き方だったのではないだろうか。そんな彼なりの生き方ができたからこそ、七十歳まで生き存えてこれたのかもしれない。

そして、それがどんなに常識から大きく外れた生き方であったとしても、その人らしい生き方であれば、それは何かしらの良い影響を周囲にも及ぼすものである。

現に、こんな彼を見続けてきた彼のひとり息子は、現在医者となり、こんな本まで書くようになったのであるから……。

なお、本書は数多くの方々の協力があったからこそ、生まれたものです。お世話になった方々に対して、ここに深く感謝の意を表したいと思います。特に、私が心療内科の臨床を始めた時から、現在に至るまで、寛大な心で指導くださり、心療内科医の本当の姿というものを学ばせていただいた関西医大心療内科の中井吉英教授には深く感謝したいと思います。さらに、いつも刺激的なディスカッションを通して、さまざまな視点からの物の見方を教えてくれた竹林直紀先生、福永幹彦先生、橋爪誠先生をはじめとする教室のスタッフのみなさんや、ＮＬＰやソリューション・フォーカスト・アプローチといった心理療法を教えていただいたカウンセリングルーム Co・koro の濱田恭子先生にも感謝したいと思います。

また旧版の出版に際して大変お世話になった㈱北北西の池田玲子氏、神村厚利氏、また今回の出版にあたりお世話になった築地書館の土井二郎氏にも心より感謝申しあげます。患者と医師との関係が大きく変わりつつある今こそ、この本をもっとたくさんの読者に届けたい！　という氏の熱意がなければ、この本が再び日の目を見ることはなかったからです。

最後になりましたが、いつも苦労をかけている妻の美由紀と、くつろぎのひとときを与えてくれる四人の子供たち、陽弘、愛子、智弘、葉子にも感謝します。

黒丸尊治

参考文献

アルバート・エリス／ウィンディ・ドライデン著　野口京子他訳『ＲＥＢＴ入門　理性感情行動療法への招待』（実務教育出版／一九九六年）
スティーブン・ロック／ダグラス・コリガン著　池見酉次郎監修『内なる治癒力』（創元社／一九九〇年）
Ｃ＋Ｆコミュニケーションズ編・著『パラダイム・ブック』（日本実業出版社／一九八六年）
日本ホリスティック医学協会著『ホリスティック医学入門』（柏樹社／一九八九年）
ビル・モイヤーズ著　小野善邦訳『こころと治癒力』（草思社／一九九四年）
アンドルー・ワイル著　上野圭一訳『癒す心、治る力』（角川書店／一九九五年）
長谷川洋三著『森田式精神健康法』（三笠書房／一九八六年）
諸富祥彦著『フランクル心理学入門　どんな時も人生には意味がある』（コスモス・ライブラリー／一九九七年）
Ｔ．Ｊ．パウエル／Ｓ．Ｊ．エンライト著　八田武志訳『ストレスマネジメント』（マグロウヒル／一九九一年）
宮田敬一著『ブリーフセラピー入門』（金剛出版／一九九四年）
ジョセフ・オコナー／ジョン・セイモア著　橋本敦生訳『ＮＬＰのすすめ』（チーム医療／一九九四年）
リチャード・バンドラー／ジョン・グリンダー著　吉本武史・越川弘吉訳『リフレーミング』（星和書店／一九八八年）
インスー・キム・バーグ／スコット・Ｄ・ミラー著　斎藤学監訳『飲酒問題とその解決』（金剛出版／一九九五年）
ピーター・ディヤング／インスー・キム・バーグ著　玉真慎子／住谷祐子監訳『解決のための面接技法』（金剛出版／一九九八年）

著者紹介——黒丸尊治（くろまる　たかはる）

一九五九年、東京都生まれ。一九八七年信州大学医学部卒。徳洲会野崎病院にて、内科、外科、産婦人科、小児科の研修をした後、一九九〇年四月より関西医科大学心療内科に入局。九州大学心療内科、洛和会音羽病院心療内科を経て、二〇〇二年一一月より彦根市立病院緩和ケア科部長となり現在に至る。

「希望」が持てる緩和医療をモットーに日々の臨床に取り組む一方、一般のがん患者を対象とした「がんストレス外来」も行っている。また、心の治癒力をうまく引きだすコミュニケーション法の啓発、普及にも精力的に取り組んでおり、現在、東京、京都、福岡で定期的にホリスティックコミュニケーション実践セミナーも開催している。

日本心身医学会専門医、同代議員、日本心療内科学会評議員、日本緩和医療学会認定医、日本ホリスティック医学協会会長、日本フィトセラピー協会顧問。著書に『緩和医療と心の治癒力』（築地書館）、『「心の治癒力」をスイッチON！』（BABジャパン）、共著に『がんの痛みをとる5つの選択肢』（洋泉社）、『ホリスティック医学』（東京堂出版）、『高齢者のこころのケア』（金剛出版）、『スピリチュアリティと医療・健康』（ビイング・ネット・プレス）、共訳書に『心理療法・その基礎なるもの』（金剛出版）、『がんの統合医療』（メディカル・サイエンス・インターナショナル）などがある。

●ホリスティックコミュニケーション実践セミナー　http://holicommu.web.fc2.com
●ブログ　http://holicommu.blog84.fc2.com

心の治癒力をうまく引きだす

二〇〇四年四月二六日初版発行
二〇一九年一月三一日八刷発行

著者――黒丸尊治
発行者――土井二郎
発行所――築地書館株式会社
東京都中央区築地七-四-四-二〇一　〒一〇四-〇〇四五
TEL〇三-三五四二-三七三一
FAX〇三-三五四一-五七九九
ホームページ=http://www.tsukiji-shokan.co.jp/
組版――ジャヌア3
印刷・製本――シナノ印刷株式会社
装丁――吉野愛

ISBN978-4-8067-1287-9 C0077